Sexopausia

Sexopausia

Guía para el placer en la menopausia

Laura Cámara

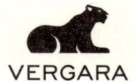

VERGARA

Papel certificado por el Forest Stewardship Council®

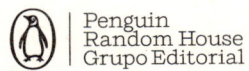

Primera edición: septiembre de 2024

© 2024, Laura Cámara
© 2024, Penguin Random House Grupo Editorial, S. A. U.
Travessera de Gràcia, 47-49. 08021 Barcelona
© 2024, Marimer Pérez González, por el prólogo
© 2024, Ramon Lanza, por las ilustraciones del interior

Penguin Random House Grupo Editorial apoya la protección de la propiedad intelectual. La propiedad intelectual estimula la creatividad, defiende la diversidad en el ámbito de las ideas y el conocimiento, promueve la libre expresión y favorece una cultura viva. Gracias por comprar una edición autorizada de este libro y por respetar las leyes de propiedad intelectual al no reproducir ni distribuir ninguna parte de esta obra por ningún medio sin permiso. Al hacerlo está respaldando a los autores y permitiendo que PRHGE continúe publicando libros para todos los lectores. De conformidad con lo dispuesto en el artículo 67.3 del Real Decreto Ley 24/2021, de 2 de noviembre, PRHGE se reserva expresamente los derechos de reproducción y de uso de esta obra y de todos sus elementos mediante medios de lectura mecánica y otros medios adecuados a tal fin. Diríjase a CEDRO (Centro Español de Derechos Reprográficos, http://www.cedro.org) si necesita reproducir algún fragmento de esta obra.

Printed in Spain – Impreso en España

ISBN: 978-84-19820-48-8
Depósito legal: B-11.324-2024

Compuesto en M. I. Maquetación, S. L.

Impreso en Romanyà-Valls, S. A.
Capellades (Barcelona)

VE 2 0 4 8 8

ÍNDICE

PRÓLOGO 11
INTRODUCCIÓN 17

1. Qué no es la menopausia. Hemos sido engañadas 21
2. Menopausias especiales 43
3. Las mujeres menopáusicas tienen sexo. La que tuvo retuvo 63
4. Menopausia y libido 85
5. Tu vagina se atrofia (arggg... qué palabra más fea) 115
6. El sexo que ya no tendrás. Deja atrás la mochila 149
7. ¡Oh, sí! El placer, tratamientos y nuevos objetivos 169
8. Penes abajo 191
9. Nuevas oportunidades 219

BIBLIOGRAFÍA........................... 265

*A mi marido por creer siempre en mí.
Por hacer de mis sueños los tuyos.
A mis hijas, mi motor y mi vida.
Espero que algún día estéis orgullosas de mí.
A mis padres y a mi familia por apoyarme.
A Noelia Santamaría una vez más por ser la primera
en leerme, en corregirme desinteresadamente
y por poner cada coma en su sitio.
Pronto harás de esto tu profesión, estoy segura.
A Yolanda Cespedosa, mi editora,
por acompañarme y guiarme de nuevo.
Gracias también a* Desearte, *mi primer libro, que tanta
satisfacción me está dando, y que sembró en mí
la semilla de querer seguir escribiendo y divulgando.
Gracias a vosotras, mujeres, amigas, compañeras,
lectoras y seguidoras, que hacéis que todo esto tenga sentido.*

PRÓLOGO

Cuando Laura Cámara me llamó para escribir el prólogo de su libro *Sexopausia*, he de reconocer que me hizo muchísima ilusión por partida doble.

Por un lado, por el cariño que le tengo a Laura como mujer y compañera, y, por otro, por mi admiración hacia su trabajo como profesional y gran divulgadora de la salud femenina.

Sexopausia es un libro valiente y muy necesario porque, si hay una situación compleja en esta etapa de nuestra vida que es la menopausia, son los cambios que suceden en el ámbito de la sexualidad femenina. Lo digo como mujer de cincuenta años en plena menopausia y como ginecóloga que cada día visita a mujeres en esta etapa que refieren cómo ha cambiado su sexualidad.

Como profesional, soy consciente de que la sexualidad es más que explicar a nuestras pacientes que deben llevar una rutina de hidratación vaginal o usar lubricantes durante el acto sexual. Sé que eso puede ayudar algo, pero mejorar ese deseo en un momento en que la autoestima puede estar baja y las emociones a flor de piel va mucho más allá, y por eso las páginas de este libro eran tan necesarias. Así que GRACIAS, Laura. Creo que todas las que leamos este libro veremos que hay algo de luz al final del túnel.

Además, estoy de acuerdo con Laura, las mujeres en esta etapa *molan* mucho. A mí también me apasionan las conversaciones con ellas en consulta, tienen las ideas claras, son expertas en muchas materias, ávidas de conocimiento y dispuestas a darlo todo. Devorarán estas líneas porque son mujeres con ganas de informarse y no de quedarse quietas ante una serie de síntomas que muchas veces no son nada agradables.

Hoy en día, la manera en que vivimos esta etapa no tiene nada que ver con la forma en que lo hacían nuestras madres o nuestras abuelas. Poco se hablaba de la importancia de una nutrición adecuada en aquel entonces, del ejercicio de fuerza o del descanso..., y menos aún de un tema que todavía ahora nos cuesta abordar como es nuestra vida sexual. Sabemos que es fisiológico que la menstruación (y, por tanto, nuestras queridas y necesarias hormonas) se retire a los cincuenta y un años promedio, pero también que nuestra esperanza de vida actual es de ochenta y tres años. Lo que resta representa nada más y nada menos que un TERCIO de la vida que nos queda por vivir, y hoy no vamos a permanecer con los brazos cruzados. De la misma manera que el abanico quedó obsoleto como solución para nuestros sofocos, el lubricante no puede ser la única opción que nos den para los cambios sexuales que nos ocurren en esta etapa. Cada vez somos más las mujeres que queremos vivirla con plenitud y enfocarla como una oportunidad para hacer todo aquello que no pudimos realizar antes.

Por esta razón, cuando leo estas líneas de Laura, me sonrío, me motivo y casi que tomo apuntes, porque no, no estamos «muertas» ni «esto es el final», como se pensaba en otras épocas; estos treinta años sin reglas, pero con más experiencia, sabiendo mejor poner límites y expresar lo que queremos, pueden ser también un momento ideal para reinventarnos a nivel sexual. ¿Por qué no?

Y como dice Laura, ¿acaso los hombres no experimentan andropausia? Claro que lo hacen, y de eso estoy segura como médico, pero no se habla de ello. Creo que a todas nos cuesta imaginarnos a los *señoros* hablando de sus problemas de erección, que seguro que tienen más de uno. Sin embargo, es inherente a nuestra condición de mujeres buscar compartir las cosas y esto hemos de aprovecharlo. Cada vez somos más las mujeres que, como propone Laura, queremos hablar sin miedo de nuestra menopausia, sin preocuparnos ya del qué dirán o de perder ese supuesto *sex appeal* solo apto para jóvenes. Porque esto también lo veo en consulta: mujeres más aterrorizadas por el estigma negativo asociado a la palabra «menopausia» que por los síntomas que están experimentando, que en muchas ocasiones son completamente tolerables. Como comenta Laura, se sigue venerando la figura del «papuchi» o de Mick Jagger que ha sido padre a sus ochenta años y, sin embargo, nos horroriza ver a Madonna bailando a su edad o a Jodie Foster actuando con sus canas. Cuánto daño hace que sigamos poniendo el foco de envejecer en el aspecto físico y qué necesario es leer libros como este, que nos enseñan a reconectar con ese nuevo cuerpo que nos trae la madurez y a aprender a aceptarlo y a quererlo como es.

Gracias también, Laura, por acordarte de esas otras menopausias de las que muy poco se habla y que tan necesario es visibilizarlas. Porque algunas ocurren de forma precoz, en mujeres de menos de cuarenta años que a veces ni han podido ser mamás todavía y, de pronto, paf, la menopausia cae sobre ellas como una tremenda bofetada. No nos olvidemos de que ese cese hormonal de forma tan precoz (por debajo de los cuarenta años) tiene consecuencias no solo físicas y emocionales, sino también en la esfera sexual. Me parece fundamental y me encanta ver cómo Laura les dedica un apartado especial a esas mujeres que por un motivo oncológico (cada vez son más las que sobreviven su proceso de cáncer de mama, por ejemplo) entran en menopausia. Esas mujeres, como Laura, despiertan todo mi cariño y máxima admiración. Muchas vienen a mi consulta y me dicen: «He sobrevivido al cáncer, pero esto no es vivir, doctora, esto es sobrevivir». Con la piel de gallina, las abrazo y les doy la razón, y creo que ese capítulo será un bálsamo para ellas.

Me quedo con la frase: «El sexo, llegada la menopausia, no tiene por qué ser peor», porque después de leerme este libro me doy cuenta de que es cierto, y eso me anima como mujer y también como ginecóloga. Y es que como médico dispongo de herramientas que no son todo lo eficaces que me gustaría para actuar sobre el descenso del deseo sexual que experimentan muchas de mis pacientes durante la menopausia. Ni siquiera con la terapia hormonal sustitutiva de la menopausia conseguiremos un efecto óptimo.

Con la terapia hormonal, siempre que esté bien indicada por un médico, mejoraremos los sofocos, el insomnio y la sequedad vaginal, pero soy consciente de que el tema del deseo sexual es tremendamente complejo y, desde mi práctica diaria, siento que hay todo un trabajo multidisciplinar por llevar a cabo. Así que, de nuevo, gracias, Laura, porque tu libro hace mucha falta. Serán muchas las mujeres de mi edad que, como yo, habrán conducido un coche que a veces no ha superado demasiadas curvas, pero que gracias a tu ayuda sabrán cómo afrontarlas mucho mejor y, sobre todo, SIN CULPA y SIN MIEDO.

Ahora sí, concluyo con un agradecimiento profundo hacia ti, a la Laura amiga, por haberme escogido para escribirte el prólogo de este fantástico libro que nos ayudará a muchas mujeres.

Gracias, Laura, por ser como eres y por enseñarnos estos temas tan delicados para nosotras con tanto cariño y respeto.

Marimer Pérez González

INTRODUCCIÓN

Soy Laura y tengo cuarenta y tres años. Si tu primer pensamiento ha sido: «Qué joven», muy probablemente este libro sea para ti. Si en cambio has pensado: «Uff, qué mayor», este libro aún no es para ti, pero lo será. Vuelve dentro de unos años. También puedes adelantarte y leerlo ya. Que dicen que es mejor prevenir que curar. Avisada estás.

Yo me encuentro en esa edad en la que me veo jovencísima, aunque objetivamente no lo soy. Por lo menos, no tanto. Tengo media vida por delante, pero no sé por qué extraña razón pienso que empiezo a ser mayor —maldito patriarcado—. Pero si soy realista, tengo dos hijas preadolescentes y estoy más cerca de la menopausia que del embarazo y la crianza. Esto está claro, porque cada vez que veo a madres con bebés o criaturas muy pequeñas siento una terrible pe-re-za, y un poco de lástima por esa mamá. Lo tengo clarísimo: estoy en otra etapa.

Soy enfermera y matrona, y me dedico a la sexualidad femenina, especializada en ginecología. Una tiene sus rarezas, ¿qué quieres que te diga? Llevo más años de los que me gustaría admitir acompañando a mujeres a vivir mejor su sexualidad. Creo que se puede decir que tengo experiencia en el tema porque dieciocho son muchos años trabajando en una materia. Aunque tener experiencia va ligado, sí o sí, a que los años van pasando, lo de ganar experiencia y autoridad en un tema está genial, la verdad. Me hace sentir bien. Mucho mejor que cuando me sentía insegura y novel en mi trabajo.

Parte de las mujeres que atiendo en mi día a día han traspasado la menopausia. A veces de una forma natural, otras no tanto —entenderás esto más adelante—. Y tengo que decir que son mis pacientes favoritas. En general, tienen una edad que las ha hecho vivir muchas carencias educativas en cuanto a la sexualidad. Es decir, les falta información, pero son lo suficientemente jóvenes para que el tema les interese. Quieren saber, y lo dan todo. Y tienen esa intuición que les dice: «Tiene que haber algo más». Como tú, supongo, ¿no? ¿Es por esto por lo que estás aquí?

También me gustan porque aprendo mucho de ellas. Me parece un lujo poder charlar de tú a a tú con una mujer que tiene más experiencia que yo, porque me lleva unos años de ventaja. Te aseguro que tomo apuntes de ellas, a cuál más fascinante. Por sus vivencias, por cómo lo transmiten, por lo que consiguen… aquí te traeré un poco de cada una de ellas. Espero que te inspiren igual que a mí.

Creo que una se da cuenta de que se hace mayor cuando empieza a fascinarse por otras mujeres. Cuando recuerdas a tu madre, a tu abuela y a otras mujeres de tu familia con admiración, con una mirada amable y de amor profundo. Mi amiga y compañera Isabel Duque me ha enseñado que nuestra crítica a la adolescencia la hacemos desde el *adultismo* absoluto, en el que parece que tienes la razón simple y llanamente porque eres más mayor. Bien, pues a menudo la mirada a las mujeres de más de cincuenta años es también desde esa superioridad, porque parece que a partir de esa edad dejan de existir en muchos sentidos: dejan de ser bellas, jóvenes, apetecibles, deseables y de tener autoridad, dejan de contar. Ya sea por ser mujeres o por la edad. O seguramente por las dos cosas juntas.

Este libro está escrito desde la convicción de que muchas de las cosas que te cuento en él ya las sabes, pero aún no sabes que las sabes. Y, sobre todo, está escrito para que sea un empujoncito para vivir una mejor sexualidad tras la menopausia. Lo tienes todo en contra fuera de ti, te aviso. Vivir una sexualidad plena en la menopausia es ir en dirección contraria a muchos mandatos establecidos, y de voces que te dicen que *no*. Pero lo tienes todo ahí dentro para que esto sea de otra manera.

Como no podría ser de otra forma, somos nosotras, compañeras, mujeres de nuestra época, las que tenemos que forjar y liderar una revolución sexual de la mujer menopáusica.

1
QUÉ NO ES LA MENOPAUSIA. HEMOS SIDO ENGAÑADAS

La menopausia es un momento en la vida. Es, la última vez que tienes la menstruación. No sabes que lo es hasta que ha pasado un tiempo, echas la vista atrás y sabes que «aquella» fue la última. Puede ser un momento vivido con cierta nostalgia, duelo, o bien un momento muy liberador. Nunca se sabe, cada mujer es un mundo y cada experiencia es única. ¿Quién soy yo para decirte cómo hay que vivirla?

Pero, desde luego, la menopausia no es una enfermedad, ni el fin de la vida, ni algo de lo que querer huir —esto sería imposible—, ni nada de qué avergonzarse. Experimentar la menopausia es normal, significa que estás viva. Y eso es motivo suficiente para afrontarla con alegría y positivismo.

La menopausia es un signo, algo que ocurre de puertas para fuera y que percibes como la última vez que menstruaste o menstruarás, pero realmente esto solo resulta una manifestación de algo que ya hace tiempo que está ocurriendo dentro de ti. Algo que se cuece a fuego lento.

La última regla es algo inequívoco, visible y fácilmente reconocible. A menudo nos fijamos solo en ella, porque es aquello que marca un día en el calendario. Aun así, se asemeja al día en que se estrena una gran obra de teatro, en el que todo el mundo ve el resultado, pero nadie imagina la preparación que hay detrás. La transición de la vida fértil a la no fértil se está forjando en tu interior desde hace ya tiempo. Antes de la última menstruación se inicia el declive de toda la función reproductora; sucede por dentro y puede pasar desapercibido. Por decirlo de forma sencilla, quizá a modo de sentencia: tus ovarios están dejando de funcionar. Llevas años dándoles caña, ya es hora de que descansen.

En España la última menstruación llega de media a los cincuenta y un años. Y la esperanza de vida de las mujeres, hoy, es de ochenta años. Así que sí, esta nueva etapa en la que entras dura un tercio de tu vida, no es para menos que busquemos esforzarnos en vivirla bien, ¿verdad?

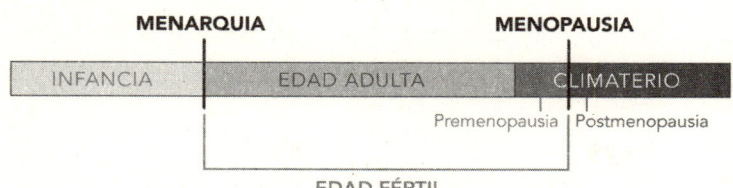

Al igual que tus hormonas y tu ciclo menstrual empiezan a funcionar al llegar la adolescencia, con la menarquia, estos dejan de hacerlo con la menopausia. O por lo menos, dejan de funcionar como hasta ahora. No todas las hormonas de tu cuerpo, pero sí las llamadas «hormonas sexuales». Y esto no ocurre de un día para otro, sino que sucede en lo que llamamos transición menopáusica, que dura entre dos y cinco años. Cuando ha pasado un año desde tu última regla, ya eres oficialmente —para la medicina— postmenopáusica. Aunque a mí no me gusta nombrarnos así, ya que parece que es algo que define todo tu ser y toda tu esencia. Podemos decir alto y claro y sin titubear que eres una mujer con menopausia. Quizá para ti no tenga diferencia y, seguramente, podemos usar las dos formas y no sea algo tan significativo, pero yo sí creo que una cosa es ser menopáusica y otra seguir siendo tú, pero con la menopausia. Llámame tiquismiquis.

De cualquier forma, lo sé..., decir esto da vértigo. Porque seamos realistas, esta etapa asusta un poco.

No la conocemos demasiado y la asociamos a la vejez. Pero realmente este mal rollo que te da decir que eres menopáusica o que tienes menopausia es parte del problema. ¿Por qué iba a ser algo malo cumplir años?, ¿pretendemos no cambiar?, ¿cambiar es malo?, ¿solo nosotras sufrimos cambios?, ¿la sociedad nos acompaña en estos cambios?, ¿el malestar surge de los propios cambios o de cómo se nos permite vivir esta etapa? Son preguntas que nos podríamos hacer.

Hoy, mientras escribo estas líneas, tengo cuarenta y tres años y cinco días para ser exactos. Sí, hace muy poco fue mi cumpleaños y, no me preguntes el porqué, he sentido una especie de revuelo. Hasta ahora me encantaba esta fecha, pero este año me ha dado un poco de pena. Ha sido un sentimiento nuevo para mí en el día de mi cumpleaños. De hecho, contaba en Instagram que, por primera vez, he tenido la tentación de no decir mi verdadera edad, de decir cuarenta y punto. Entonces he reflexionado sobre ello: ¿qué problema tengo en cumplir años? Maldita presión —absurda por otro lado— por ser eternamente joven… Cumplir años es estar viva, y no se puede estarlo sin cumplir años; y no se puede cumplir años, y ser siempre joven. Aunque a medida que vas cumpliendo te das cuenta de que la palabra «joven» es muy relativa. Yo veía a mi madre, con cuarenta y tres años, mayor. Y en cambio yo me siento muy joven. A mi abuela, con setenta años, la veía muy mayor, y a mis padres, con la misma edad, los considero jóvenes. Así que todo es relativo, y un absurdo, chica.

Como te decía, la menopausia lleva consigo algo que es innegable: un gran cambio. A menudo físico, emocional y también social. Incluso en ocasiones, la acompaña un cierto duelo por aquello que se va y no volverá.

La menopausia es de base un cambio hormonal; es decir, donde antes había estrógenos ahora no los hay, o los hay en menor cantidad y de otro tipo. Donde antes había un vaivén hormonal ahora no lo hay. Y los estrógenos son importantes para un montón de funciones corporales. No son lo único, ni, desde luego, lo más significativo, obviamente, porque el cuerpo no es una máquina que funcione solo como una pequeña parte, sino como la suma de todas ellas, aunque lo cierto es que tanto los estrógenos como la progesterona desempeñan un papel sumamente protagonista durante la etapa fértil, y ahora ya no las producirás en la misma cantidad, sino cada vez menos. Estas hormonas no solo son importantes para la reproducción, sino para el funcionamiento en general. Tampoco tendrás en la misma cantidad otras hormonas como los andrógenos (testosterona para los amigos). Y te adelanto que la testosterona es importante para el deseo, el vigor sexual y las fantasías sexuales.

Así que, efectivamente, los cambios son innegables. Pero como somos personas y no máquinas, y estamos formadas por mucho más que hormonas, cada mujer vivirá estos cambios de diferente manera y responderá a ellos de una forma bien distinta. Como seres complejos que somos, un descenso de estrógenos en una persona puede conducir a unos síntomas mínimos, y en otra producir una sintomatología más intensa.

Para lo bueno y para lo malo, cada persona es un mundo. Pero, como suele pasarnos a las mujeres, nos meten a todas en el mismo saco, lo agitan bien, como si de un bloody mary se tratara, y luego se reparten los problemas, las dificultades e inquietudes para ver cómo generalizarlas, sin atenderlos de una forma individualizada.

Este no es un tratado médico sobre menopausia, y no tienes por qué vivir todos los síntomas que se describen en esta etapa. Pero estar informada es siempre un puntazo, porque cuando a una le pasan cosas que *a priori* no entiende, se viven peor.

A veces la menopausia llega silenciosa y por la puerta trasera de tu vida. Se cuela y no te has ni enterado. Pero otras, te dará señales. *Spoiler*: si tu regla se vuelve un poco loca, y en ocasiones sientes fuego por dentro, sospecha.

Tan típico como el acné en la adolescencia. Y al igual que este, estos síntomas también pasarán. Y aunque los tengas, no siempre serán importantes en tu vida. Sabemos que solo en aproximadamente un 20 por ciento de los casos de mujeres con sofocos se ve afectada la calidad de vida. Ojo, que esto es importante, porque los sofocos no definen todas las menopausias, ni siquiera son importantes en la gran mayoría de las mujeres. Pero, sin duda, es el síntoma más famoso en esta etapa. No es casual que si buscas «mujer menopáusica» en Google aparezcan señoras con abanico. Y aunque tengas sofocos, puede que sean llevaderos. No nos vamos a poner en lo peor, ¿no?

Si los sofocos se llevan la fama en esta etapa, la falta de deseo no se queda atrás. Puesto que está bastante extendido el «rumor» de que en la menopausia el deseo sexual baja. Este libro habla de sexo, así que no te preocupes que retomaremos este tema y nos recrearemos en él. Supongo que si estás aquí es porque te interesa el tema.

Quizá en esta etapa se conocen mucho menos los trastornos menstruales y el insomnio. Y, con total seguridad, otros síntomas como los depresivos, los dolores articulares, la dificultad para la concentración, la labilidad emocional, sequedad de la piel y mucosas o los cambios en el esquema corporal son aún menos conocidos. Por no hablar de las molestias y dificultades en la vida sexual, que con mucha probabilidad se viven en el más absoluto silencio.

Recuerdo que cuando tenía trece años, nos dieron una clase que era supuestamente de educación sexual. En realidad, no lo era, porque solo nos hablaron de lo que le pasa al cuerpo durante la adolescencia. Y perdóname…, pero no es hacer educación sexual. En fin. Tras la clase todas teníamos claro que las hormonas iban a llegar y nos iban a crecer las tetas, nos saldría vello ~~chochi~~ púbico. Que a los chicos les aparecería barba y se les pondría voz de señor mayor. ¿Por qué nadie te cuenta cómo son los cambios propios de la menopausia? Yo no sabía nada sobre ella y pensaba que era algo así como hacerse vieja. Y nadie, absolutamente nadie, me había contado que las hormonas sexuales se despiertan en la adolescencia y se «apagan» en algún momento. No sé si estarás de acuerdo conmigo, pero un poco más de información nos habría venido de perlas.

Y por supuesto, poco se habla de la menopausia en situaciones especiales, de las que hablaremos más adelante, como tras un cáncer, o en las personas trans, o de cómo afrontan la menopausia las mujeres con discapacidad

Los cambios hormonales que ocurren tras pasar de la vida fértil a la menopausia serán molestos para algunas, pero liberadores para otras. Para quien vive, por ejemplo, unos dolores menstruales incapacitantes, dejar de menstruar puede ser una etapa llena de esperanza. Sin embargo, los cambios hormonales pueden ser un suplicio para a quienes les han venido con fuerza y suponen un insomnio y unos sofocos insufribles.

Con esto quiero decir que no hay una menopausia, sino muchas diferentes. Conozco mujeres que no han tenido ni un sofoco, otras que duermen a pierna suelta a pesar de la menopausia o quienes mantienen relaciones sexuales sin problemas durante muchos años. En cambio, para otras será imprescindible que las escuchen, las atiendan y las entiendan, porque nos estarán gritando que todo ha cambiado en ellas y un sentimiento de indefensión, desconcierto y desesperanza las inunda.

Así que la menopausia no es lo mismo para todas. No.

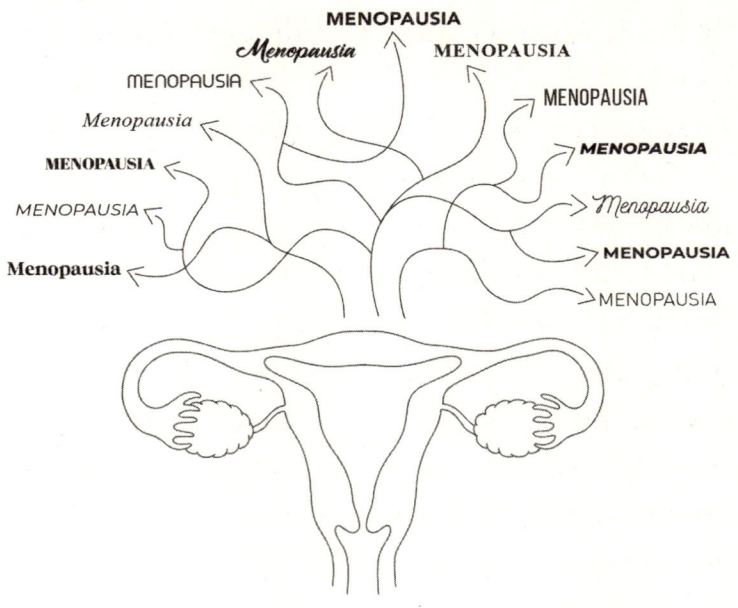

Durante un tiempo, la menopausia se veía como algo que volvía a las mujeres inestables, y que era algo que no solo se podía curar, sino evitar. La concepción negativa de esta etapa de la vida, considerada poco menos que una enfermedad, era la norma. Y se les recetaban hormonas absolutamente a todas como un remedio milagroso que haría que ninguna mujer tuviera que pasar por ella. Tras este tiempo, un error de concepto más que evidente, porque no hay que intentar evitar la menopausia, y algunos estudios mal planteados, las hormonas fueron totalmente demonizadas, por que parecía que aumentaban el riesgo de padecer cáncer limitando desgraciadamente su uso de forma indiscriminada, incluso cuando podrían haber sido la solución a muchos malestares.

Todavía hoy queda patente en la sociedad un miedo a los tratamientos hormonales. De alguna forma, la mujer menopáusica ha sido como una veleta que manejaba el viento. Ahora sí, ahora no. Ahora todas, ahora ninguna. Todas por aquí, todas para allá. Cuando realmente cada mujer tendrá una vivencia totalmente distinta de su menopausia y necesitará unas cosas u otras. Un tratamiento, varios o ninguno. Creo que por suerte ahora estamos en un buen momento, en el que somos conscientes de que los tratamientos no pueden ser «café para todas», ni tampoco un «aguántese, señora, porque, aunque lo esté pasando fatal, no tenemos remedio para usted». Ahora se aboga por tener guías, evidencias y recursos con unos criterios de seguridad y eficacia para quien lo necesite.

La mirada a la menopausia necesita ser inclusiva y variada, con información de calidad y basada en la evidencia, no en modas, miedos o discursos marketinianos.

Este no pretende ser un ensayo sobre la menopausia en sí. No es mi trabajo recomendarte tratamientos ni es el objetivo de este libro. Pero voy a intentar arrojar luz en la esfera sexual durante esta etapa, que es realmente donde tengo toda la experiencia.

La falta de deseo y el dolor en las relaciones sexuales son los dos problemas prevalentes durante la menopausia. Ninguno de los dos es exclusivo de esta etapa, puesto que los podemos encontrar también fuera de ella. Tampoco son los dos únicos problemas que pueden presentarse, claro. Además, quizá tengas dificultades con el orgasmo, por ejemplo. Así que teniendo en cuenta que con mucha probabilidad estas son las mayores dificultades con las que creo que puedes encontrarte, voy a intentar tener una mirada integral, holística y poco reduccionista para ayudarte al máximo.

De entrada, te diré que la relación entre el sexo y las hormonas es innegable. Los cambios hormonales modulan nuestra sexualidad y al igual que en la adolescencia se vive una efervescencia sexual, no es de extrañar que durante la menopausia haya un cambio en el otro sentido. Ahora bien, ¿le podemos echar siempre la culpa de todo a las hormonas? Decididamente, no. Somos seres biopsicosociales, y además de ver la sexualidad bajo el prisma de lo biológico, debemos hacerlo también desde la mirada de lo psicológico y social. Llegada la menopausia, tenemos un eminente recorrido vital que marcará el modo en el que vives la sexualidad, es decir, habrás alcanzado una madurez sexual que te llevará a vivir la sexualidad de diferentes formas. Y ahora, con este nuevo escenario que es la menopausia, tal vez encuentres cierta dificultad. No quiero engañarte. Puede pasar, sí. Pero para eso estás aquí.

Dejame que te pregunte: ¿somos las únicas a las que las hormonas les cambia la vida? La respuesta es no pero sí. Es decir, sí pero no. Deja que me explique.

El tiempo pasa para todas las personas, esto es obvio. Y si bien es cierto que el factor hormonal para nosotras es muy importante, no lo es menos que para ellos también existe. A partir de los cuarenta años, el descenso de una hormona que se llama testosterona es evidente en el hombre. De hecho, nosotras también tenemos testosterona y también disminuye con la edad.

En los hombres, el deseo sexual disminuye progresivamente, las erecciones son cada vez menos potentes, menos duraderas y el periodo entre una erección y otra se irá alargando. Así que puede decirse que hay una «poco conocida andropausia» o, como diría mi madre, «pitopausia» —olé los nombres que le ponemos a las cosas en las casas y que habría que patentar.

Ante esto solo tengo más preguntas: ¿por qué no se habla tanto de la andropausia?, ¿por qué parece que ningún hombre lo pasa mal en esta época?, ¿por qué las dificultades de erección, por ejemplo, pasan tan desapercibidas en el sentir social? Aunque no me cabe la menor duda de que son un gran malestar individual.

Y si las hormonas son en esta etapa de la vida tan importantes y afectan a la sexualidad, ¿por qué no se nos explica nada de todo esto?, ¿qué podemos hacer para vivir mejor esta etapa, para tener mejor sexo y, por tanto, mejor calidad de vida?

En definitiva, está bien partir del enfoque de que a pesar de que la menopausia tiene muy mala fama, no es una enfermedad. Ni es algo que haya que prevenir, ni de lo que querer huir. La menopausia hay que vivirla. Y si tienes suerte vivirás muchos años en esta etapa.

DATO CURIOSO

Si lo piensas bien, la menopausia tiene muy poco sentido evolutivo. ¿Por qué las humanas vivimos más allá de nuestra vida reproductiva? ¿Qué sentido tiene como especie que sigamos viviendo cuando no podemos perpetuar la especie? La mayoría de las especies animales son capaces de reproducirse durante toda su vida. Y cuando ya no se reproducen, mueren. Y hasta hace poco se creía que este detalle era una característica única de la especie humana. Pero, ojo, estudios recientes revelan que esto no es así, y que las chimpancés o las orcas también tienen la menopausia.

Según la revista *Nature*, esto se podría explicar por la «hipótesis de la abuela». Esta fue desarrollada en la década de los cincuenta desde un punto de vista totalmente justificado en la biología que ya ha quedado un tanto obsoleto. Así pues, el papel de las mujeres que ya no procrean es ser útil para cuidar de las crías y aumentar la supervivencia de la especie. Ajá..., siempre hay quien sigue justificando que las hormonas se ajustan perfectamente a la naturaleza de las mujeres para procrear y cuidar como destino innegable. En fin..., un argumento que sabemos que huele a rancio.

El aumento de la esperanza de vida ha hecho que actualmente las mujeres vivamos unos treinta años más allá de nuestra vida reproductiva. Hoy día, ganamos batallas durísimas, se investiga y consiguen grandes avances en enfermedades que antes eran incurables, como por ejemplo el cáncer. En la actualidad, las mujeres deciden no tener hijos, o no tenerlos durante gran parte de su vida reproductiva, o incluso los tienen en el límite de esta, sirviéndose de las técnicas de reproducción asistida, a las puertas de la menopausia. Todo esto es increíble, y hace que sea imprescindible tener en cuenta a la especie humana mucho más allá de lo que dictan las hormonas. La mujer siempre nadando entre las aguas inseparables de lo biológico y lo cultural.

¿Qué piensas sobre esto? Interesante, ¿verdad?

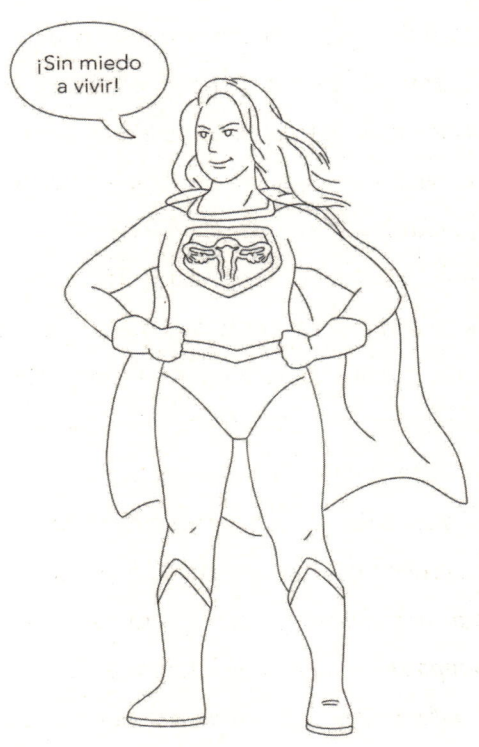

CASO

M. era una mujer de cincuenta y ocho años que acudió a mi consulta sin ningún problema en particular, pero con muchas dudas e inquietudes. El motivo de su visita era que llegada a la menopausia el sexo había cambiado y tenía algunas dudas al respecto. Al decirle esto a su ginecólogo, la derivó a mí, pues resolver dudas de este tipo es mi especialidad.

Si me gusta trabajar con mujeres, más me gusta hacerlo con las que son más mayores que yo, porque aprendo mucho de ellas, pero M. me dejó fascinada.

Es una señora elegante, con un talante exquisito y un toque moderno, de las que una mira por la calle al pasar y piensa: «De mayor quiero ser como ella». Con un peinado que parece suelto sin esfuerzo, pero que está perfectamente pensado, anillos ideales y manicura impecable.

Tras preguntarle qué necesitaba de mí, me contó su historia que te resumo aquí para que quedes tan fascinada como yo. M., con un trabajo altamente cualificado, profesora de universidad, se podría decir que es una mujer culta y experimentada. Mantenía con su pareja, un señor con un trabajo similar, una relación monógama de larga duración. Creo que llevaban juntos unos treinta años. Calificó su vida sexual marital como satisfactoria, pero me confesó que llevaban tiempo sin mantener relaciones sexuales. A pesar de esto, ella refería su relación como muy buena, pero me dijo:

«*Nos llevamos muy bien, tenemos dos hijos maravillosos, hacemos muchas cosas juntos con las que congeniamos, pero el sexo no me interesa en absoluto. No quiero tener relaciones con él. Ni él conmigo*».

«*¿Y esto te supone un problema?*», le pregunté.

«*No. Pero yo ya tengo una edad, y veo que todo ha cambiado mucho en poco tiempo, y quiero otras cosas*», me respondió.

Le pregunté si le interesaba tener relaciones sexuales con otras personas, y me dijo que no. Aunque era algo que creía plausible que le ocurriera a él. Pero no era algo que le preocupara.

«*¿Entonces?*», seguí preguntando.

La verdad es que me estaba costando entenderla, pues aunque parecía una mujer segura de sí misma, y tenía toda la pinta de que no iba a irse de allí sin conseguir lo que quería, no encontraba las palabras adecuadas.

Me dijo que ella quería aprender cosas que nunca había tenido oportunidad de aprender.

De pronto la leí. La entendí.

«*¿Quieres que te ayude a usar la masturbación?*».

En las preguntas que le había ido haciendo me había confesado que alguna vez lo había intentado, pero que nunca la había practicado sola.

«*¡Sí!* —me dijo—. *Sé que tengo cosas dentro que nunca he conseguido sacar. Sé que podría ser una mujer con una* *sexualidad mejor. Y no me interesa hacerlo con mi marido ni con nadie. Dicen que la sexualidad puede ser de una y que a través de la masturbación se aprende sobre una misma. Y no sé por dónde empezar. Pero me apetece buscar este placer a mi manera».*

Y lo dijo así, sin despeinarse, sin que los anillos se le movieran de su sitio.

Oh là là! Emoción máxima. Mis ojos se iluminaron. Desde ese momento, M. todavía me gustaba más.

Le expliqué algunas cuestiones sobre el clítoris, las fantasías eróticas, la excitación y el uso de juguetes durante no más de dos consultas. No volvió más por allí. Me la imagino toda empoderada, tan elegante, divina y segura de sí misma. Definitivamente, ¿quién dijo que la menopausia era un problema?

Moraleja: la menopausia no tiene que ser un problema, ni hacer de menos tu sexualidad. La menopausia puede ser una oportunidad para atreverte a experimentar aquello que nunca antes te habías atrevido. Chisss..., y que nadie ose a llevarte la contraria.

2
MENOPAUSIAS ESPECIALES

Como antes he intentado adelantar, la menopausia es un síntoma. Ya no menstruarás más. Esto es algo evidente que ocurre y de lo que te darás cuenta. Pero por dentro, en tu cuerpo, en tu sistema hormonal, esto lleva tiempo ocurriendo de una forma sutil y lenta. Y es que la menopausia es un proceso, y no es lo mismo tener cuarenta y siete años y notar desarreglos menstruales, que tener cincuenta y cinco y haber tenido tu última menstruación hace cuatro años, o tener setenta y llevar con menopausia veinte años. El paso del tiempo y la transición a la vejez física y social aliñan este proceso, que no se queda en un mero mecanismo hormonal.

Si nos centramos en la menopausia en sí, la forma natural de transitar por todo esto es a través de un cambio hormonal progresivo. Es decir, tus hormonas no están al cien por cien hoy y al cero mañana, como no se pasa de la crisálida a la mariposa en un día. No. Tu cuerpo va dando estos pasos a la vida no reproductiva poco a poco, lo cual es algo bueno, porque nos permite adaptarnos, acoger los cambios, procesarlos, hacer ajustes y asimilar dichas modificaciones. Y además es una transformación conocida, esperada y previsible, lo que te posibilita prepararte para ella.

Y aunque todo eso forma parte de la normalidad, la realidad de algunas mujeres es otra muy distinta. La menopausia no siempre es algo natural, a veces llega sin previo aviso antes de lo esperado. Otras no es un proceso lento y progresivo, sino algo que ocurre de repente, de una forma brusca, y pasa por encima de ti como si fuera un huracán sin que puedas prepararte. Nunca he vivido en primera persona ninguna de las dos situaciones, pero lo he visto muchas veces en mis pacientes. Y sé que, en muchas ocasiones, esto genera sufrimiento y, demasiado a menudo, muy a mi pesar, se acompaña mal. Porque aquí, entre tú y yo, si sobre la menopausia natural no se explica nada, ya te puedes imaginar cuando esto ocurre desde la enfermedad, desde la «no normalidad».

Hay dos situaciones que no podía dejar de traer aquí, porque se lo debo a todas y cada una de las mujeres que han pasado por mi consulta, en la que, sorprendentemente —y es algo que no logro entender—, soy la primera persona que les explica que lo que les está pasando es por culpa de la menopausia, en su caso una menopausia especial.

Cuando la menopausia llega antes de tiempo

La menopausia natural aparece en España de media a los cincuenta y un años. Eso quiere decir que para algunas llegará antes, y para otras después. Pero en algunos casos, la menopausia aparece de forma demasiado temprana; es decir, el ovario deja de funcionar mucho antes de lo esperado. A esto se le llama insuficiencia ovárica prematura, y se considera que es demasiado pronto cuando ocurre antes de los cuarenta años. Y esto debe considerarse una condición especial. Que el ovario deje de funcionar tan pronto acarrea consecuencias para la salud a corto y largo plazo, por lo que se trata de una condición médica que deberá tratarse, ya que, en este caso, no es una menopausia normal.

Si te estás preguntando por qué cuarenta y no otra edad, te diré que esto se debe exclusivamente a un factor estadístico, y se ha calculado según esta media de cincuenta y un años de la que te hablaba antes.

Tienes que saber que esta no es una condición definitiva y una gran parte de las mujeres a las que les pasa esto restablecerá su función ovárica. Sin embargo, para un tanto por ciento de mujeres menor esto será definitivo.

Al igual que en la menopausia natural, el cese de la menstruación es el síntoma, pero cuando ocurre este fallo temprano del ovario puede haber otras manifestaciones como las que ya he citado: sofocos, labilidad emocional, insomnio, disminución de la concentración o sequedad vaginal. Y a veces algo que ha podido pasar inadvertido: la esterilidad. Si antes de la última menstruación ya se está forjando este cambio a la vida no fértil, no es de extrañar encontrarnos con mujeres que quieren ser madres unos pocos años antes de esta menopausia, con el consiguiente fracaso que esto puede suponer. No resulta raro en nuestra sociedad encontrar el deseo reproductivo a una edad más cercana a la menopausia que a la menarquia.

Cuando la menstruación se retira a una edad demasiado temprana, serán tus médicos los que deberán determinar mediante una analítica y una buena historia clínica si lo que está ocurriendo es una insuficiencia ovárica prematura o no. Y para ello deberán descartar que haya otras causas.

Si te estás preguntando, lógicamente, por qué ocurre esto, solo puedo decirte que, la mayoría de las veces las causas son desconocidas.

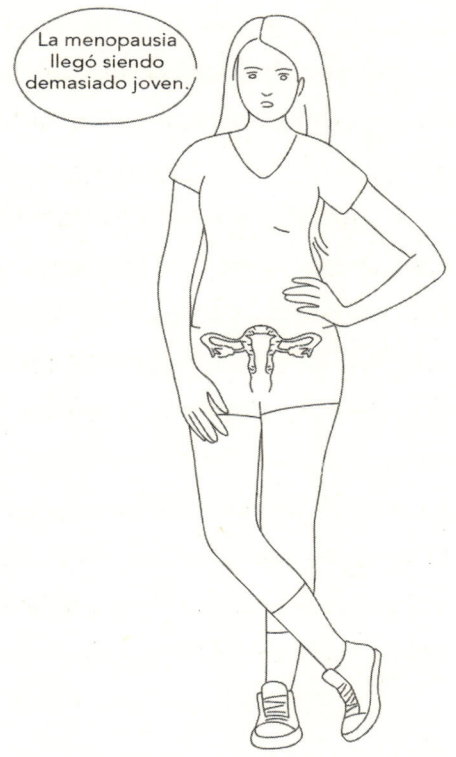

Una puede pensar que no hay nada de malo en que la menopausia llegue pronto. Como ya hemos visto, para algunas mujeres la retirada de la menstruación puede ser liberadora en muchos sentidos. Pero realmente las consecuencias a corto plazo, como los síntomas que acabo de citar, y, sobre todo, las consecuencias a largo plazo son muchas. Y es por ello por lo que hay una necesidad de atender bien y pronto a esta situación.

Las consecuencias a largo plazo del descenso hormonal estrogénico son silenciosas pero muy importantes: riesgo cardiovascular y de osteoporosis, consecuencias emocionales y psicológicas que se acrecientan cuanto antes ocurra como ansiedad, alteraciones del estado de ánimo, síntomas depresivos, insomnio, trastornos de la conducta alimentaria, baja autoestima, alteración del esquema corporal y de las relaciones de pareja y la familia. También sabemos que esto condiciona a una mayor predisposición a enfermedades autoinmunes y endocrinas, así como que haya una alta probabilidad de afectación a la sexualidad, con un menor deseo y dificultad para la excitación, y un aumento del dolor en las relaciones sexuales.

Estas consecuencias para la sexualidad, además de las otras citadas, deben ser explicadas a las mujeres interesadas, ya que saber todo esto hará que tomen medidas para su futuro y su salud. Los tratamientos no deben ser impuestos, sino aceptados y comprendidos por las pacientes que deciden seguirlos cuando están convencidas de que tomarlo es mejor que no hacerlo. Y no hay duda de que, en el terreno de la sexualidad, quedarse sin la función ovárica tan pronto tiene consecuencias. Para muchas mujeres estos problemas pueden llegar en un momento en el que socialmente, quizá en lo que a una relación de pareja se refiere, sea una etapa de plenitud y madurez sexual.

Tal y como te explico en mi primer libro, *Desearte*, la sexualidad es un proceso variable a lo largo de la vida. No se tiene el mismo sexo a los dieciocho que a los cuarenta o a los sesenta. Normalmente, como todo en la vida, se va aprendiendo. A tener sexo también se aprende. Se descubre lo que una quiere, lo que desea, cómo lo quiere y cómo expresarlo. Muy probablemente la sexualidad se inicie de una forma muy explosiva y efervescente a la par que inexperta para dar paso a otra madura en la que reina el «sé lo que quiero». Bien, pues para muchas mujeres este declive anticipado de sus hormonas llega cuando deberían estar saboreando las mieles de la madurez sexual. Y ahí, amiga, las hormonas son como un palo en la rueda.

Menopausia a la fuerza: menopausia iatrogénica

También quiero hablarte de un tipo de menopausia de la que, créeme, poco se habla. Una menopausia iatrogénica es la que llega tras algún tratamiento médico. La iatrogénia es el daño o la consecuencia no deseada para la salud, secundario a un tratamiento. Sí, hay tratamientos que van a conseguir que los ovarios dejen de funcionar. Esto ocurre, por ejemplo, y es el caso más frecuente, tras tratamientos como la quimioterapia o la radioterapia. También ocurrirá si el procedimiento en cuestión requiere extirpar los ovarios, ya que no dejan de funcionar total o parcialmente, sino que literalmente, desaparecen de tu cuerpo. Hoy entras en un quirófano (por el motivo que sea) y cuando sales dentro de dos horas eres una mujer menopáusica. *Wow!*

Todo el mundo sabe cuándo se ponen este tipo de tratamientos —intervenciones quirúrgicas, quimioterapia y radioterapia—. Sí, eso es, con el tan temido cáncer.

Hace cuarenta años tener un cáncer significaba con gran probabilidad morir. Hoy en día, y gracias a la investigación, los profesionales y las técnicas de diagnóstico precoz, la mortalidad ha disminuido y, por tanto, la esperanza de vida de las personas con cáncer ha mejorado mucho. Según la Sociedad Española de Oncología Médica, más del 50 por ciento de las personas diagnosticadas de cáncer viven más de cinco años, y las que se diagnosticaron tumores en estadios iniciales tienen una esperanza de vida similar a la población general. Pero eso no quita que los tratamientos sean muy agresivos, y las consecuencias para la salud física, emocional y social son muchas y a largo plazo. Es por ello que se ha adoptado el término personas largas supervivientes del cáncer.

En 1985, Fitzhugh Mullan, un médico superviviente de cáncer, describió la situación de abandono y desorientación que sienten las personas cuando finalizan el tratamiento. Está descrito que los que han superado un cáncer suelen atravesar una fase de transición en la que va disminuyendo la preocupación relacionada con el pronóstico y el tratamiento, y en la que aparecen nuevas inquietudes, sobre todo en el manejo de las consecuencias físicas y psicológicas, la rehabilitación, los hábitos de vida saludable y la calidad de vida.

Si tú que me estás leyendo has pasado por esto, sabes bien de lo que hablo. Y espero de corazón que estés bien y esto te pueda ayudar en esta inquietud por recuperar la vida plena tras la enfermedad.

Volviendo al caso que nos ocupa, una de las consecuencias que con frecuencia tienen los tratamientos, ya sea la quimioterapia, la radioterapia o la cirugía para las mujeres, es la menopausia iatrogénica. Los ovarios dejan de funcionar, y esto puede ocurrir de forma temporal, permanente, más o menos severa, o bien ser algo que precisamente se busca a largo plazo como parte del tratamiento, como ocurre con los cánceres llamados hormonodependientes, en los

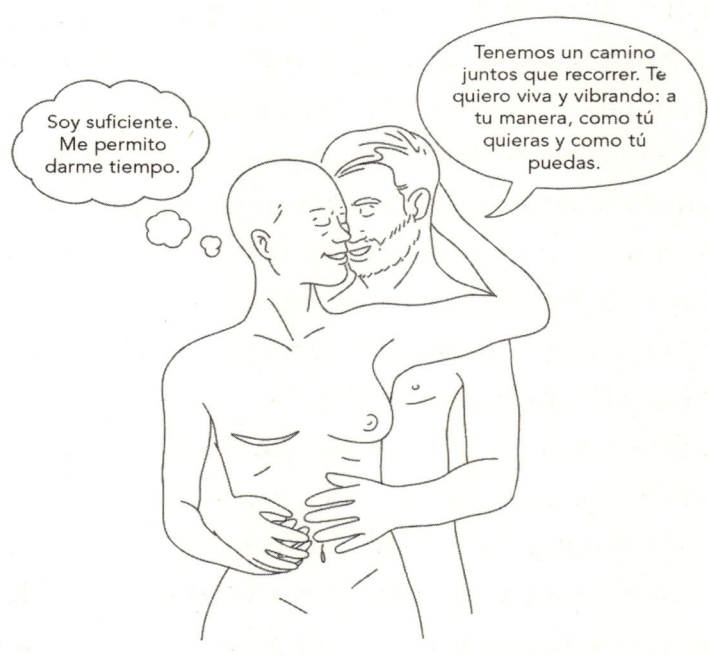

que se busca precisamente esta supresión hormonal como parte del tratamiento a largo plazo. Porque estar sin estrógenos nos viene bien en la lucha contra este tipo de cáncer.

Ahí tenemos que barajar varias cosas importantes. Por un lado, debemos intentar luchar contra el cáncer para vivir cuantos más años, mejor. Esto está claro. Pero también debemos saber que las pacientes pagan un alto precio por ello y que tener buena calidad de vida tras la enfermedad es muy importante. Las dos cosas tienen el mismo nivel de importancia y se entiende bien en aspectos como la alimentación, la movilidad, la vida social. Pero… ¿y el sexo?

El sexo es algo de lo que todo el mundo puede prescindir. «Lo más importante es vivir», te puedes decir en voz baja. Claro que sí, nadie se muere por no tener sexo, pero es que de eso va la calidad de vida. Precisamente de esto: de vivir, y de poder hacer las actividades de la vida diaria, trabajar, tener vida social, poder ser independiente en tus quehaceres y de un largo etcétera. La calidad de vida se refiere a todo aquello de lo que, *a priori*, puedes prescindir, pero sin lo que, en cambio, la vida carece de sentido.

Para las mujeres, el sexo siempre ha sido considerado algo de menor importancia. No solo por la sociedad en general, sino a veces por nosotras mismas. La sexualidad femenina, tal y como te cuento en *Desearte*, ha estado siempre en un segundo plano. Se ve como pasiva, en todo caso responsiva; un complemento, en todo caso, menos importante.

Si esto pasa con la sexualidad en general, imagínate tras un cáncer. Existe ese pensamiento atroz: «Si estás viva, ¿qué más quieres?».

Pues sí. Lo quieres todo. Quieres poder tener vida sexual. Quieres experimentar placer y desarrollar este aspecto de tu vida. Y no, no estás pidiendo demasiado.

Ni la sociedad ni la medicina le dan importancia a este aspecto, por lo menos no la que deberían. Cada vez que hago un taller, una charla o una consulta y pregunto: «¿Alguien te explicó o atendió a tus necesidades en este sentido? ¿Te explicaron cómo los tratamientos afectarían a tu sexualidad?». La respuesta suele ser, por desgracia, no. Nadie.

Así que por si nadie te lo ha dicho aún: la quimioterapia, la radioterapia y los tratamientos hormonales afectan al desarrollo de tu sexualidad. Sabemos que la menopausia que inducen estos tratamientos, así como las secuelas quirúrgicas y la falta de hormonas tan abrupta y repentina, afectan físicamente a la zona genital, al deseo sexual, a la capacidad para lubricar y excitarse y tener orgasmos.

> **DATO CURIOSO**
>
> A principios de los años noventa una mujer estadounidense haría algo que décadas más tarde sería universalizado. Charlotte Haley era una mujer concienciada, por su experiencia personal y familiar, sobre el poco presupuesto anual que se dedicaba a la prevención del cáncer, y a los programas de detección precoz.
>
> Ella inventó un lazo melocotón, un bonito color naranja suave, para recaudar fondos y lo repartió por su vecindario, por asociaciones e incluso llegó a mandar lazos por todo el país con una nota que decía: «Ayúdanos a despertar a los legisladores y a Estados Unidos llevando este lazo».
>
> Esto llegó a manos de la editora de una famosa revista de salud femenina, que le propuso desarrollar la iniciativa a mayor escala, aunque a Charlotte no le convenció la idea, pues dijo que lo veía demasiado comercial. Desde la revista decidieron seguir adelante con ello, sin Charlotte, junto con la famosa marca Estée Lauder. Lo que fue una campaña de marketing

en toda regla. Tuvieron que cambiar, por motivos legales, el color melocotón por el rosa que todas conocemos hoy, asociado a la lucha contra el cáncer de mama.

A partir de ahí, el lazo rosa ha viajado por todo el mundo para concienciar sobre la necesidad de invertir en investigación, diagnóstico y tratamiento para el cáncer de mama.

Seguro que Charlotte estaría bastante alucinada. Por un lado, su idea ha conseguido generar una gran conciencia social y cambiar el escenario del cáncer de mama por completo. Pero desde luego estaría horrorizada de lo comercial que se ha vuelto esta campaña. Llegado el día 19 de octubre no hay marca que no se sume a la visibilidad del lazo rosa. En los últimos años se ha criticado ampliamente el tono que toman a menudo estas campañas, objetando que edulcoran el proceso del cáncer de mama, por el que algunas voces se alzan gritando que «el cáncer no tiene nada de rosa».

Este capítulo se lo dedico a todas mis pacientes de la consulta de salud sexual a las que tanto cariño tengo y de las que tanto he aprendido, y con las que he tenido que aceptar la vergüenza de ser sanitaria en un sistema de salud que no les había hablado de las consecuencias que el tratamiento tendría para su sexualidad. Un sistema que no les dio respuesta a tiempo; que no les explicó que esto pasaría ni las preparó. Ni a ellas ni a sus parejas.

En general, nuestro sistema sanitario no atiende a este problema tanto como debería. He tenido que disculparme por ello. No lo hacemos bien. He tenido que agachar la cabeza y asumir que yo misma no me había dado cuenta de lo importante que es esto hasta que las conocí a cada una de ellas. He tenido que aprender junto a ellas estas consecuencias. Y aprender la forma en las que yo, dentro de mis posibilidades, las puedo ayudar. Porque si se quiere ayudar, se ayuda.

Y a ti te digo: no hay que avergonzarse por querer sexo después de un cáncer. No hay por qué dejar esta esfera de lado. No hay que avergonzarse por querer tener de nuevo placer, y reclamarlo dentro de una mejor calidad de vida tras un cáncer. Tampoco hay que avergonzarse por tener dificultades, de que te veas superada por ello. No hay que avergonzarse por pedir ayuda.

CASO

E. es una mujer de treinta y ocho años que ha tenido un cáncer de mama. Por mi consulta pasan muchas mujeres tras un proceso oncológico que necesitan un asesoramiento a la hora de retomar las relaciones sexuales. Porque esto se puede hacer realmente cuesta arriba. Como ellas muchas veces dicen: «Esto nadie te lo cuenta. Nadie te cuenta lo mal que una lo pasa una vez ya no tienes cáncer, y se supone que tienes que seguir con tu vida normal».

E. me dijo un día algo que recordaré toda la vida:

«Mi médica, mi oncóloga, dice que ya no tengo cáncer. Y todos a mi alrededor me piden que haga un esfuerzo. Es como si me pidieran que nadara, pero yo solo puedo sacar un poco la cabeza del agua, lo justo para no ahogarme».

E. tiene una menopausia tras el proceso de quimioterapia y el tratamiento farmacológico hormonal. Y como ves, es una mujer muy joven a la que nadie relaciona con una mujer menopáusica. Porque ciertamente esto no se habla. La gente no sabe que puedes tener treinta y ocho años y una menopausia repentina, agresiva y despiadada.

«La cicatriz en el pecho que me han quitado es el menor de mis problemas. No me gusta, claro que no me gusta. Me recuerda que he tenido cáncer cuando me miro al espejo. Pero creo que esto lo tenía claro desde el principio. En el imaginario de todos está el pecho de una mujer que ha te-

nido un cáncer de mama. Y mi pareja me ha hecho sentir muy cómoda siempre con esto. Él me lo pone fácil en este sentido. Pero es lo que no se ve lo que llevo mal. Es cómo funciona mi cuerpo desde el cáncer. O más bien, todo lo que no funciona en mi cuerpo. Y eso nadie te lo dice. Yo esto no lo sabía y me siento impotente».

Un cansancio terrible, dolores articulares, la neblina mental, la falta de deseo y un cuerpo que no quiere excitarse ni sentir placer eran sus principales quejas.

Intentamos trabajar en la idea de que el sexo no puede surgir a pesar de todo. «El deseo y la sexualidad no son funciones que haya que priorizar. El deseo podrá volver cuando te encuentres bien. Y no tienes por qué ir rápido ni ser una mujer sexual en este momento de tu vida. No tener deseo ahora mismo es normal. La sexualidad tras la quimioterapia y con el tratamiento hormonal fluye como un coche en una carrera de obstáculos: mal». A pesar de esto, a veces se pretende que el sexo surja despreocupado, fácil y sin miedos.

¿De dónde viene esta prisa?, ¿por qué este agobio? Estoy segura de que gran parte de su preocupación venía por el hecho de tener pareja y el sentimiento del deber sexual, ya que si no la tuviera, seguramente fluiría sin sentir que esta parte de su vida no está bien.

Tuvimos que hablar de la idea de que su pareja la dejara por no poder tener el sexo que tenían antes, a pesar de que este era un pensamiento o, más bien, un miedo irreal, ya que su pareja la apoyaba en todo, decía. El miedo a ser abandonadas es muy real para las mujeres. Y la idea de que el sexo es lo que retiene a una pareja también. Es algo que cuando verbalizamos enseguida nos damos cuenta de que no debe ser así. Pero el miedo está ahí, bien metido, agarrado en lo más profundo.

Tengo que decir que esto no ha sido así para ella, pero lo ha sido para otras de mis pacientes a las que sí las han dejado sus parejas por no poder tener el sexo que se espera de ellas. Así que comprendo este miedo. Lo comprendo porque en parte esto les pasa a algunas. Y si le pasa a algunas, te puede pasar a ti. «Menuda caca», estarás pensando. Pues sí.

Moraleja: la sexualidad tras la enfermedad oncológica necesita de mucho apoyo, y los miedos a veces son infundados y a otras no.

3
LAS MUJERES MENOPÁUSICAS TIENEN SEXO. LA QUE TUVO RETUVO

Hay un aspecto innegable en la vida sexual de las personas, y es el paso del tiempo. Imagino que, como todo el mundo, en algún momento hemos tenido ese pensamiento mágico de querer detener el tiempo. Imagino también que este pensamiento se hace más insidioso a menudo que van pasando los años, y de alguna manera una se da cuenta de que este efectivamente no se detiene. Y que, como dice el refrán: «Juventud, divino tesoro». Eso no quiere decir que ser joven signifique necesariamente tener las cosas más fáciles. Hay quien, por nada del mundo, volvería a tener dieciséis años, porque fue una época muy difícil. Pero quizá, al darte cuenta de que la vida va muy deprisa, y aunque no se tiene por qué cumplir aquello de «cualquier tiempo pasado fue mejor», te quedarías en este momento, en este preciso instante de tu vida. Tengas la edad que tengas. Yo he tenido suerte en mi vida. Siempre he tenido la sensación de que «ahora» es el mejor momento de mi vida. Y es un pensamiento que tenía a los veinte, a los treinta y que tengo también hoy.

Pero a menos que alguien haya descubierto el secreto de parar el tiempo, la edad es un factor que nos atraviesa en un montón de aspectos. El quid de la cuestión aquí es: ¿la edad afecta a la vivencia de la sexualidad?

Empecemos por el principio. Somos seres sexuales y sexuados independientemente de la edad. La sexualidad la sentimos y la expresamos a lo largo de la vida de multitud de modos, pues es algo muy muy personal y no podríamos encontrar dos formas iguales de vivir la sexualidad a lo largo de toda una vida.

En la infancia la sexualidad también existe, aunque no desde la mirada adulta. Sería un tema muy interesante detenernos en la sexualidad en la etapa infantil, pues es, seguramente, una de las más desconocidas y estereotipadas. Es en la adolescencia cuando se asume un despertar sexual. La adolescencia se presupone a menudo como una etapa de crisis muy convulsa y negativa, cuando en realidad es en la que más hay que comprender y atender, en mi opinión no desde esta desafortunada y catastrofista mirada. En la adolescencia el cuerpo, los vínculos afectivos y la relación con los demás cambian; y a menudo la forma de pensar y de ubicarse en el mundo se redefine. Los factores biológicos y hormonales, socioculturales e interpersonales hacen de esta etapa una en la que la sexualidad se convierte a menudo en el centro, tanto a través de las experiencias físicas como emocionales que la experimentación sexual supone. Sería un debate muy interesante entender que como sociedad no estamos acompañando adecuadamente este aprendizaje e inmersión al mundo de la sexualidad durante la adolescencia. Para mí la educación sexual sería exactamente esto: acompañar en este aprendizaje que es la sexualidad.

Creo que la edad adulta puede ser vista como una «meseta», sexualmente hablando. Aunque, desde mi punto de vista, supone un aprendizaje constante, ya que a través de experiencias diversas a menudo se alcanza una madurez sexual bien entrada la edad adulta. Y se presupone que, en esta etapa, está todo aprendido y superado cuando ni de lejos esto suele ser la realidad de la mayoría de las personas. ¿A los veinticinco, treinta o cuarenta años la gente no tiene dificultades sexuales?, ¿no tienen dudas?, ¿les sale todo perfecto?, ¿no viven conflictos? Permíteme que lo dude. Que lo dude mucho. Es más, en mi experiencia, no es así.

También existe la creencia de que la juventud de hoy tiene más problemas sexuales que la gente joven de antaño. Es muy frecuente el comentario «la juventud está fatal» formulado con cierta de superioridad. Como si nuestra juventud, nuestra incursión en la sexualidad en los años ochenta o noventa, por ejemplo, hubiera sido ciertamente mejor. Permíteme que también ponga muy en duda esto. ¿Y la adolescencia de nuestras madres o abuelas? ¿Te imaginas cómo fue eso? Un vacío completo. Prefiero mil veces resolver dudas sobre sexualidad a una persona joven que a una persona adulta o más mayor. Te aseguro que la juventud tiene otro nivel. Para nada creo que estén peor o que tengan más problemas de los que tuvimos nosotras, nuestras madres o abuelas. Para nada. Lo que sí tiene ahora la gente joven es más voz, más espacios para hablar, pedir y reivindicar. Que expresen mejor las dificultades no quiere decir que tengan más dificultades. La juventud de hoy nos gana en tolerancia, respeto a la diversidad, en conocimientos y actitudes, y en un montón de cosas que nosotras no tuvimos ni oportunidad de aprender.

Al igual que la adolescencia es disruptiva, la menopausia, con el fin de la fertilidad, también supone un cambio trascendental en la vida de las mujeres.

Podría ser una época equiparable a la adolescencia, en el sentido de que está llena de cambios, no solo físicos y hormonales, sino sociales, que marcan una etapa muy distinta de la vivida hasta ahora. Por desgracia, existe la idea de que con ella se inaugura una época nefasta en la vida de las mujeres. Dicha concepción tan negativa condiciona la mirada que dirigimos a la menopausia.

Por todo lo que te acabo de contar, y como ya te imaginas, es evidente que la sexualidad cambia a lo largo de la vida. Tu cuerpo cambia, tú cambias y tus conocimientos y experiencias modelan la forma en la que vives tu sexualidad. Pensar que vamos a tener el mismo sexo con veinte años que con cincuenta es absurdo. ¿Acaso tú te sientes la misma persona que hace treinta años? La edad va a cambiar la forma que tiene tu cuerpo de funcionar. La edad, el cambio hormonal y el propio envejecimiento cambian la respuesta sexual. Al igual que llegada la adolescencia el despertar sexual supone un arranque de motores, potente como un caballo desbocado; la edad adulta significa ir en marchas largas por una autopista, y la menopausia adentrarse en una carretera de curvas donde hay que cambiar de marchas constantemente.

Pero lo que sabemos es que la edad, por sí sola, no es un factor suficiente para dinamitar tu placer sexual llegada la menopausia. ATENCIÓN A ESTO QUE TE ACABO DE DECIR: cambios, sí; fin del placer, no. Ojo, el foco es este. El placer. ¿Qué es sino el sexo?

La cuestión importante aquí es: ¿has aprendido a conducir lo bastante bien como para llegar a la carretera llena de curvas? ¿Conoces cómo funciona tu coche, lo manejas bien, y cambias bien de marchas? O, por el contrario, ¿te han llevado por la autopista y tú simplemente observabas el paisaje? ¿Quizá has conducido en modo automático todo este tiempo?

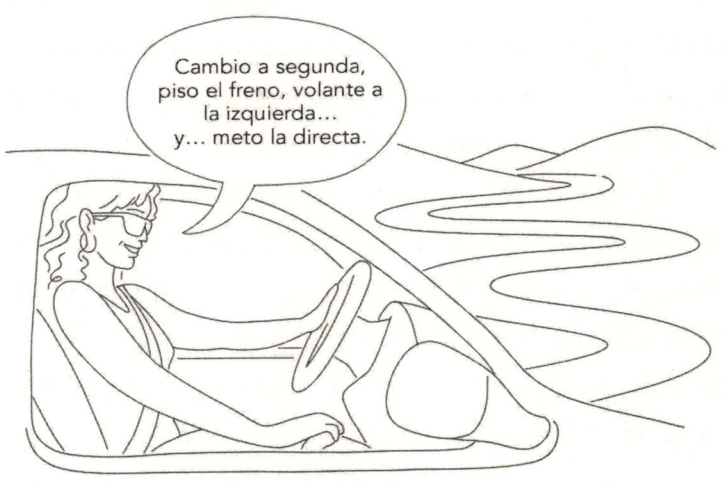

Como todo en la vida, llegar a esta etapa con cierto aprendizaje nos va a venir muy bien. Porque cuando una tiene que conducir en caminos difíciles, lo ideal es que antes haya practicado en carreteras sin dificultad. La edad madura es ideal para adquirir ciertos conocimientos y habilidades que nos harán falta más adelante.

Así que si me estás leyendo y la menopausia te queda lejos, no pierdas la oportunidad de aprender sobre ti, sobre las cosas que necesitas, las que te gustan o, por el contrario, las que no necesitas y no te vienen bien. Igual de importante es saber lo que suma que saber lo que sobra. Una vez adquiridas estas habilidades y conocimientos tan interesantes para tu vida sexual, la edad hará el resto y te dará otro superpoder increíble, que será aprender a mirar por ti, para ti, y a decir las cosas sin temor a la vergüenza, al qué dirán, a ponerte en ridículo.

Hablemos un momento de lo magnífico que es llegar a una edad en la que te das cuenta de que hay mucho que te tiene que dar igual. Creo que la menopausia nos trae cosas muy buenas y nos libera también de muchas otras que son una carga, lo que pasa es que estas no se cuentan tanto.

La menopausia nos libera de ciertos miedos, como el miedo al embarazo, a la exigente carga de la crianza; relativiza lo que nos pasa en función de lo que hemos vivido; y nos da ese enfoque de «yo llegado a este punto…, me da todo un poco igual». Es cuando de verdad sientes la canción de «A quién le importa», de Alaska.

Y esto, amiga, para el sexo nos viene muy pero que muy bien. ¿Por qué no ponemos más en valor toda esta sabiduría?

¿Las mujeres menopáusicas tienen sexo?

El sexo, llegada la menopausia, no tiene por qué ser peor. No digo que tu sexo, ahora en la menopausia, no esté siendo peor, sino que no tiene por qué.

De hecho, igual estás aquí para resolver esto. Quizá seas una mujer inconformista con la realidad que está viviendo. Y algo dentro de ti busca orientación y luz, porque en el fondo piensas: «¿esto cómo va a ser?».

Pero hay muchas otras mujeres que, llegada la menopausia, se encuentran con dificultades y simplemente se acogen a la idea generalizada que nos dice que las mujeres llegadas a esta edad ya no tienen ganas, no es lo mismo, o ya no tienen sexo.

A veces acogerse a ciertas ideas que te dan paz, porque te evitan un conflicto interno, viene bien. Porque si tú en este momento no tienes ganas, ni por todo el oro del mundo, de acostarte con tu pareja, pues, oye, esta idea de «he llegado a la menopausia y esto ya es lo que toca» puede que sea una liberación.

Lo cierto es que no sé de dónde viene esta idea. Pero lo que sí creo, más allá del chiste malo del *señoro* de turno, es que surge de dificultades no resueltas, de recibir poca ayuda en un momento en el que lo necesitas.

También viene de un modelo social concreto en el que la mujer menopáusica se la encasilla en una mujer sexualmente no activa o no receptiva, es decir, la idea de que, llegada una cierta edad, a las mujeres se nos acaba el mambo. Para ellos no es así. Los hombres son eternamente activos, incansables, siempre dispuestos. Acuérdate de Julio Iglesias «Papuchi», el padre de Julio Iglesias, quien a los ochenta años tuvo dos hijos con una mujer cuarenta y ocho años más joven que él. Cuánto daño hizo Papuchi, dando a entender que los hombres a esa edad siguen siendo, poco más o menos, igual que un chaval de veinte años.

Para nosotras no es así. Nosotras morimos sexualmente mucho antes. En nuestra sociedad se valora la belleza y la juventud por encima de todas las cosas. Al igual que la edad es vista en los hombres como un plus, algo a destacar, para nosotras no. Los hombres maduros, interesantes y experimentados tienen un valor añadido. Nosotras no. Una mujer llegada a una edad en la que la piel se afloja, las arrugas aparecen y las canas asoman, deja de ser valorada, y deseable.

DATO CURIOSO

Todo el mundo conoce el irresistible atractivo de ciertos actores maduritos de la gran pantalla. Ha sido ampliamente criticada la brecha de género de la industria del cine en Hollywood. No estoy hablando de lo obvio: sueldos, puestos de directivos, etcétera, sino de que las grandes producciones de cine nos muestran aquello que luego se traslada al sentir colectivo de la población: hombres mayores formando pareja cinematográfica con actrices a las que doblan la edad.

Sean Connery con sesenta y ocho años y Catherine Zeta-Jones de veintinueve; Demi Moore con treinta años y Robert Redford de cincuenta y seis. Nada de esto nos extraña, lo vemos normal. Que yo no digo que no pueda pasar, ojo, pero ¿y al revés? Películas como

El graduado donde un Dustin Hoffman de veintiún años tiene un romance con la señora Robinson son anecdóticas.

Otro ejemplo de que el imaginario colectivo es importante porque representa la idea que tenemos de nosotras mismas, en la que una mujer que deja de ser joven ya no es de alguna manera deseable, es el término MILF. Este acrónimo empezó a usarse en la década de los noventa gracias a un artículo de la revista *Playboy*, y a películas como *American Pie*, para referirse a mujeres maduras que son sexualmente deseables. El acrónimo significa en inglés *Mother I'd Like to Fuck* (MILF), que traducido sería «madre que me follaría», haciendo referencia a cualquier mujer atractiva que, por su edad, podría ser la madre de la persona que emplea el término. El término se popularizó incluso convirtiéndose en una categoría dentro del cine pornográfico. Aunque quizá ya lo era pero no tenía nombre. Esto demuestra que este tipo de mujeres son una excepción, una rareza y por tanto una mujer de esa edad, ya no es en nuestra sociedad, sexualmente atractiva o deseable.

Algo más del 60 por ciento de las mujeres menopáusicas no manifiesta cambios en la actividad sexual, llegada esta etapa, frente a un 31 por ciento que sí los nota y que lo relaciona con la menopausia, con la edad y con la pérdida del atractivo físico.

Con todo esto nos debemos preguntar si son nuestras hormonas las que marcan la norma, o bien, ante la percepción de ciertos cambios en nuestro cuerpo y en nuestro modo de funcionar, simplemente, caemos en el estereotipo de «mujer mayor para el sexo». ¿Son (somos) las mujeres, llegada a la menopausia, capaces de disfrutar de la sexualidad y el placer?

La teoría nos dice que sí, pero llevarlo a la práctica supone vencer grandes mitos.

Dicho todo esto, ¿qué cambios puedes notar en tu cuerpo y en su forma de funcionar respecto al sexo?

Como ya hemos visto en el capítulo anterior hay muchos factores, no solo el hormonal, que cambiarán la respuesta sexual. Pero te voy a resumir aquí algunos de los puntos que creo más importantes y que la ciencia ha corroborado. En realidad, todo lo que te cuento aquí tú ya lo sabes; lo sientes y lo notas, pero a veces hace falta que alguien te lo confirme.

- El déficit de estrógenos dará lugar a cambios en los genitales y en las mamas: la vagina pierde los pliegues, se acorta un poco, disminuye su vascularización, así como la del clítoris, y hay una distensión del meato urinario.

- La falta de estrógenos y andrógenos conllevará una menor lubricación, por lo que se necesita un mayor tiempo de ESTIMULACIÓN ADECUADA.

- Mantener una actividad masturbatoria regular hace que esos cambios sean menos notorios.

- El clítoris responde casi de la misma forma que en la premenopausia. Por lo menos no se ha descrito que haya un envejecimiento destacable del clítoris, por lo que sabemos, seguirá funcionando prácticamente como hasta ahora.

- Los orgasmos se vuelven un poco más dificultosos y de menor intensidad. Donde antes había una sensación intensa, ahora las contracciones de la plataforma orgásmica pueden ser menores y más leves.

- Puede que antes consiguieras varios orgasmos en una misma relación sexual, y ahora no.

- No se ha demostrado que exista una edad concreta en la que desaparezca el erotismo, la identidad sexual y la capacidad para enamorarse.

- La renuncia a una vida sexual plena y satisfactoria, acelera el proceso de envejecimiento.

- La educación sexual es un factor protector para la disminución de trastornos sexuales en la menopausia.

- En parejas heterosexuales, las dificultades sexuales se verán incrementadas por la disfunción sexual de la pareja. Se ha comprobado que la disfunción eréctil multiplica por tres el riesgo de disfunción sexual en la mujer. Una sexualidad marcadamente coitocéntrica generará mayores problemas sexuales en la pareja heterosexual.

- En parejas de larga duración, disminuye lo que se llama pasión y la intimidad, así como la atracción sexual, pero eso no es culpa de la menopausia.

- Si existe atracción hacia la pareja, y la capacidad y estimulación son adecuadas, la actividad erótica tiende a mantenerse.

Mujeres lesbianas y bisexuales

Mi experiencia tanto en lo personal, por mi orientación, como en lo profesional está basada en su mayor parte en la mujer heterosexual. Puedo poner en una lista muy corta las mujeres lesbianas y bisexuales que he atendido en el consejo sexológico en el contexto de morbilidades ginecológicas.

Esto hace preguntarme varias cosas como, por ejemplo, si las mujeres lesbianas o bisexuales acuden y expresan sus problemas sexuales con la misma frecuencia o facilidad que las mujeres heterosexuales. No hago más que cuestionarme que, si bien el sistema sanitario es bastante hostil en cuanto a la sexualidad femenina heterosexual, ¿cuánto de alejado está de las mujeres que no viven su sexualidad desde la norma?

Si para las mujeres heterosexuales es difícil encontrar en el sistema sanitario lugares donde se atiendan sus necesidades, se les pregunte por su vida sexual y sobre todo no se sientan juzgadas por ello, ¿cómo de complicado lo deben de tener las mujeres lesbianas?

De hecho, es terrible e incomprensible la poca consideración que tiene la ciencia en el estudio de la sexualidad en mujeres no heterosexuales, y, por tanto, de cómo se pueden presentar las dificultades durante la menopausia. Apenas hay estudios epidemiológicos que nos permitan saber cuál es la vivencia de la sexualidad de las mujeres que tienen sexo con otras mujeres llegada la menopausia.

Por un lado, entiendo que la ciencia, con su tradicional visión androcentrista que estudia al hombre blanco heterosexual, y da por supuesta la extensión al resto de personas, sin duda mujeres, invisibiliza por completo otras realidades como pueden ser mujeres no blancas y no heterosexuales.

La ciencia ha mostrado poco o ningún interés en cómo viven y cómo cambia la sexualidad en las mujeres menopáusicas que tienen sexo con otras mujeres. Por otro lado, hablando un día con la ginecóloga Sonia Sánchez Méndez, que ha puesto mucho interés en el tema, me contaba que las mujeres lesbianas están ahora un tanto enfadadas con la ciencia y la sanidad. Me decía que debemos entender que siempre se las ha ignorado, y ahora de repente les pedimos que participen en estudios para evaluar sus dificultades sexuales. Así se entiende que ahora la respuesta sea «y un cuerno».

Lo que sí está claro es que la sexualidad de las personas no solo depende de factores hormonales, sino que es un entramado bien complejo de aspectos culturales y sociales. Y no tenemos respuestas a preguntas lógicas como podría ser si el tipo de vinculaciones y prácticas sexuales que puedan tener las mujeres que tienen sexo con otras mujeres puede influir además del paso del tiempo y la llegada de los cambios hormonales.

> **CASO**
>
> *Con el caso de C. reconozco que tuve que revisar mis propias creencias limitantes. En la lista de pacientes del día, vi que C. tenía setenta y tres años. Sí, setenta y tres años y la tenía citada en la consulta de sexualidad. Pensé que seguramente sería una paciente a la que ayudar en algún proceso quirúrgico o tras uno oncológico. A menudo atiendo en la recuperación de heridas genitales. Pero no fue así.*
>
> *C. venía con su pareja porque desde hacía cosa de un año sentía dolor al mantener relaciones sexuales. Ojito que esto me dio un bofetón de realidad en toda regla. ¿Cómo yo, sexóloga y moderna que soy, no había ni tan siquiera considerado la posibilidad de que fuera una mujer de setenta y tres años sana y activa sexualmente?*
>
> *C. había mantenido relaciones sexuales sin problema hasta hacía poco más de un año, cuando por la atrofia vulvovaginal, de la que hablaremos un poco más adelante, había empezado a tener dolor.*

Ciertamente venían para ver si podían hacer alguna cosa para evitarlo, puesto que entendían que era cosa de la edad, y no se sentían preocupados por ello. Me dijeron que ellos habían aprendido a tener sexo de muchas formas. Que a veces ella lo complacía a él, y le gustaba hacerlo, y otras los dos se tocaban, y que en los últimos tiempos, solo algunas veces tenían coito, porque ella sentía dolor. Que no hubiera penetración no suponía un problema para ninguno de los dos. Nos reímos mucho porque me contaban que las cosas ya no eran como antes, ahora el sexo ocupaba un lugar muy poco importante en sus vidas, pero que siempre habían disfrutado mucho el uno del otro. Ahora les daba cada vez más pereza, y tenían pocos encuentros, pero algunos tenían, y los disfrutaban igualmente.

Les di ideas para mejorar las relaciones, como algunos lubricantes, ejercicios disfrutones para realizar en pareja y un pequeño vibrador. Se rieron como dos jovenzuelos al pensar que a su edad probarían algo diferente.

No volvieron por la consulta. Quiero pensar que no necesitarían nada más de mí.

Moraleja: el sexo no tiene edad y nunca es tarde si el vibrador es bueno.

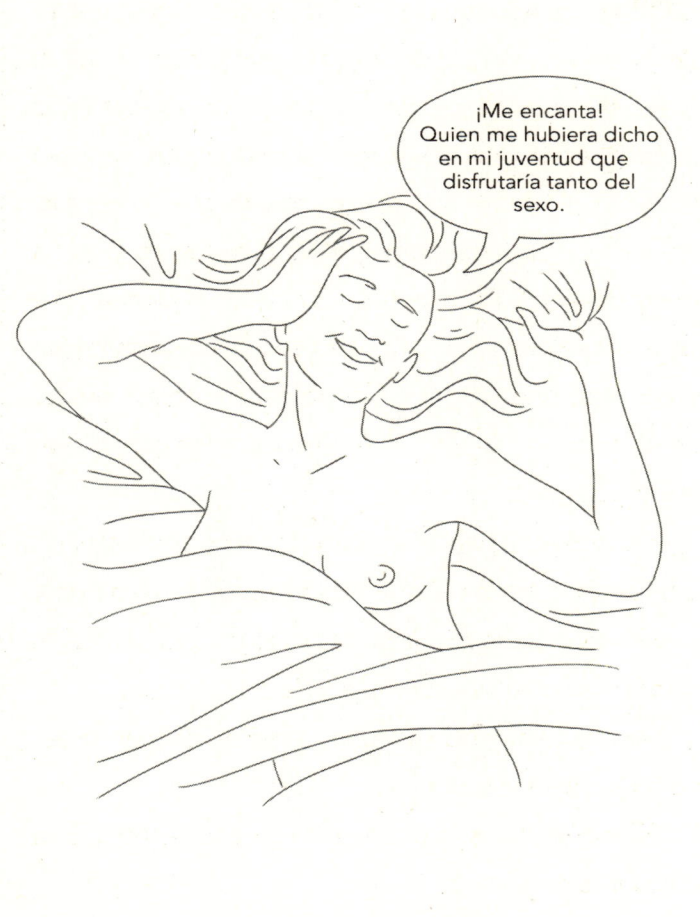

4

MENOPAUSIA Y LIBIDO

El deseo sexual es un tema arduo, largo y complejo. Podría escribir un libro entero sobre deseo. ¡Espera! ¡Si tengo un libro sobre deseo sexual! Efectivamente, mi primer libro, *Desearte*, es un tratado sobre deseo sexual. Si este tema te agobia en especial, te recomiendo que recurras a él, pues está orientado a entender cómo se construye y cómo vivimos el deseo sexual las mujeres. Es un muy buen punto de partida antes de introducirte en el deseo durante la menopausia.

Si algo quiero que quede sobradamente claro es que el deseo sexual es multifactorial. Tiene una influencia hormonal fundamental, así como los aspectos psicológicos y culturales son igualmente importantes.

Lo que marca la menopausia es, sin duda, y en primer lugar este cambio hormonal. El descenso de los estrógenos tendrá, tal y como hemos visto, consecuencias en todos los sistemas y funciones corporales. Los estrógenos influyen en el flujo vaginal, la neurotransmisión, la percepción sensorial, cambios en la lubricación, en la sequedad de la piel y mucosa vaginal, en las sensaciones e intensidades orgásmicas y en el comportamiento de la vagina durante el sexo. También se describen cambios de humor, del sueño y de la concentración. Y muchas mujeres experimentan una marcada disminución de la libido llegada esta etapa.

¿Esto les pasará a todas las mujeres y de la misma manera? No. Pero si te pasa, debes saber que no eres la única.

Todavía hay muchas lagunas en cuanto a la forma en la que los estrógenos y la testosterona afectan al deseo sexual. La realidad es que la medicina todavía no ha sabido responder a muchas de las cosas que nos harían falta conocer sobre este tema.

Lo que sabemos es que, tras la menopausia, igual que los cambios en la progesterona parecen no tener tanta implicación en la respuesta sexual, los andrógenos, es decir, la testosterona, en la mujer menopáusica tienen también un papel destacado. El descenso de la testosterona disponible facilita la disminución del deseo sexual, de las fantasías sexuales, la sensibilidad a los estímulos en las mamas y el clítoris, y la reducción de la capacidad e intensidad orgásmica. Hay que decir que este descenso de la testosterona es fisiológico y ocurre con la edad, y que no es exclusivo de las mujeres, ya que también se da en hombres a partir de los cuarenta años.

Hay una sensación generalizada de que el deseo sexual disminuye solo en las mujeres menopáusicas y no en los hombres de la misma edad. Pero la realidad es que los estudios nos demuestran que el deseo sexual se reduce con la edad en todas las personas, en los hombres también. Y lo que la ciencia nos dice que con la juventud considerar tener poco deseo sexual nos angustia mucho más que tener menos deseo a medida que nos vamos haciendo mayores. Y si una situación concreta la aceptas y no te preocupa…, ¿dónde está el problema?

De nuevo siento traerte nada más que preguntas al respecto.

Si el deseo sexual disminuye para todo el mundo, ¿por qué es en nosotras donde el problema se hace *vox populi*?

¿Tenemos nosotras menos deseo sexual o el menor deseo sexual nos acarrea mayor angustia y malestar?

Según mi experiencia en el tema, aunque no todas las mujeres lo vivirán de la misma forma, es frecuente que con el cambio hormonal se afecte la vivencia sexual de las mujeres. A menudo, problemas como la falta de deseo, de intensidad en las sensaciones corporales y genitales ante los estímulos eróticos y los cambios en los orgasmos aparecen de forma frecuente.

El deseo sexual puede verse disminuido por el factor hormonal, pero también por una retroalimentación de la sensación de que con la actividad sexual no se obtienen las mismas sensaciones que antes, ya que ahora los orgasmos pueden ser menos intensos, y el placer de alguna forma se desdibuja, se borra. Con frecuencia las mujeres expresan una sensación de impotencia ante este cambio: «Yo antes tenía sexo muy satisfactorio, y ahora no encuentro las ganas, y además no siento como antes». Sin duda esto plantea un reto para quien se encuentre en esta situación, ya que con más esfuerzo se obtiene menos placer. Y, sin la suficiente recompensa, el sexo deja de tener el mismo aliciente.

Además de los cambios hormonales, sumados a todos los aspectos que ya hemos comentado como la calidad del sueño, la fatiga, los cambios de humor que supondrán un escenario diferente más o menos complicado para cada mujer, hay un factor importante para las relaciones sexuales, el deseo y el placer que no podemos dejar de lado: el factor interpersonal, es decir, la relación de pareja.

Es muy frecuente que se llegue a la menopausia inmersa en una relación de pareja de larga duración. El deseo sexual no funciona igual en una pareja que se acaba de conocer, es decir, en el enamoramiento, que en una pareja que lleva veinte años juntos. El interés por mantener relaciones, la novedad, la pasión, el estímulo erótico, la fantasía y los neurotransmisores involucrados son definitivamente muy diferentes, favoreciendo el sexo en el caso del enamoramiento.

Muchas mujeres que llegan a la menopausia en el marco de una relación de pareja de larga o muy larga duración tendrán mayores dificultades para mantener la pasión y el deseo espontáneo, ya que, como he comentado, la menopausia no suele suponer ningún problema si hay una relación nueva o un enamoramiento. Por otro lado, reflexionemos un poco si solo la menopausia puede afectar al deseo en una relación larga. A menudo tras veinte años de matrimonio, no es la menopausia lo que apaga el deseo.

Además de las características propias de una relación estable a tan largo plazo, hay muchas mujeres que tienen problemas de pareja. Algunas padecen leves problemas, otras mayores, y otras estarían mejor solas que tan mal acompañadas. Hay que asumir una verdad aplastante, y a veces incómoda, de que no todas las parejas que siguen juntas tienen una buena relación. Muchas parejas siguen juntas por un montón de motivos, pero realmente continúan en una situación que los mantiene en un raro equilibrio que en nada beneficia al deseo sexual.

Si tú estás en una de estas situaciones, y además te encuentras en la menopausia, no puedo decir que todos tus problemas de deseo sean por las hormonas. ¿Cuánta influencia tienen en ti las hormonas, frente a las discusiones, las malas caras, las decepciones, los reproches y un largo etcétera?

Siempre que una mujer ponga en duda su deseo sexual debemos preguntarnos qué más hay aparte de pocos estrógenos.

Al sacar este tema con mis pacientes, y llegar a la conclusión de que la relación de pareja es un aspecto importante en todo caso; cuando son conscientes de que tienen una pareja que poco ayuda a su deseo sexual, la reflexión que hacen, a menudo, es: «Mi relación de pareja siempre ha sido así, pero a mí antes no me costaba tanto. Ahora me siento vacía, sin ganas, sin placer, sin motivación».

Este precisamente es el quid de la cuestión. Las hormonas estaban ahí para sostenerte, para hacer que las cosas fueran más fáciles, que de alguna manera pudieras seguir adelante con el sexo a pesar de la mala relación. O quizá en el pasado encontrabas otros beneficios que inclinaban la balanza hacia el sí. Pero ahora es como si tu coche no tuviera gasolina. Y sin gasolina, aunque quisieras ir (que a lo mejor no quieres), no vas.

¿Tu deseo está mal o te sientes mal por el deseo que tienes?

Te dejo que vuelvas a leer la frase anterior. Ve a ella, para, respira y piensa si eso de alguna manera te representa.

Ya hemos dicho que el deseo sexual puede disminuir a lo largo de la vida, y más concretamente a partir de la menopausia. Te he explicado por qué y ahora solo tengo preguntas para ti.

- ¿Qué es lo que te hace sentir que tu deseo sexual está mal?

- ¿Comparas tu deseo con el de otra persona? ¿Con el de tu pareja, quizá?

- Si no te compararas con esta persona, ¿crees que tendrías este mismo malestar?

- ¿Mides tu sexualidad en función del deseo que tienes?

- ¿Tus relaciones sexuales son placenteras, a pesar de que tienes menos ganas que antes?

- Y llegados al punto en el que asumes que tu deseo aflora menos que antes, ¿crees que tienes que actuar de alguna manera?

Tener menos deseo no tiene por qué ser malo, patológico o raro; esto y tener sexo cuando a una le apetece son lo esperable. Te apetece menos, hazlo menos.

Y en estas dos frases que acabas de leer hay mucha chicha que extraer. En ellas entra en juego la frecuencia sexual, que no es lo mismo que el deseo, pero voy a dar por supuesto que tienes sexo solo cuando te apetece. La frecuencia sexual a menudo es un medidor de la calidad de las relaciones o incluso del deseo. Muchos estudios sobre tratamientos que podrían ser soluciones al bajo deseo sexual analizan el parámetro de la frecuencia sexual sin adoptar una perspectiva de género en el planteamiento de sus estudios; es decir, no tienen en cuenta que las mujeres mantienen a menudo relaciones sexuales sin deseo. Medir la frecuencia no siempre será un fiel reflejo, por desgracia, del deseo. Para muchas mujeres, y por muy triste que nos parezca, tener sexo sin deseo es algo común.

Así que esto nos lleva a un tema importante que sutilmente he introducido en las dos frases anteriores: si te apetece menos, hazlo menos. La frecuencia sexual debe adaptarse sin remedio al deseo a través de un consentimiento pleno y libre. Y no todas las mujeres que desean menos lo hacen menos.

Esto a su vez supone consentir unas relaciones que no deseas. Y créeme, el descenso de las hormonas no es nada comparado con lo que hace en tu deseo consentir lo que no deseas, porque esto, amiga, lo entierra por completo.

Entonces, en resumen y dando por supuesto que solo tienes sexo cuando tienes ganas —espero que esto sea así—, ¿menos veces es peor? Sin duda no.

Adaptar la frecuencia sexual al deseo es lo lógico y normal, al igual que tener menos hambre, pero comer según la que tengas es perfectamente normal. Y tener menos deseo sexual que cuando se es joven también parece que es frecuente y habitual, del mismo modo que necesitar dormir menos horas a medida que cumplimos años es lo común.

Vivir esta disminución del deseo debido a un malestar en la pareja resulta muy frecuente. El malestar suele venir porque la pareja expresa frustración, incomodidad o inconformismo porque tú tienes menos ganas. Es su malestar trasladado a ti, son sus ganas y su frecuencia sexual deseada no cubierta el verdadero problema.

Te hago una pregunta muy sencilla pero importante: si no tuvieras pareja, ¿tendrías un problema con tu deseo sexual actual?

En mi libro *Desearte* explico con sobrado detalle el error que supone pensar que una pareja debe tener el mismo nivel de deseo, así como que por el hecho de ser pareja sientas que debes complacer estas expectativas. Es irreal pensar que el deseo va a expresarse siempre igual a lo largo de la vida, y en idéntica y misma medida que en tu pareja. También resulta equivocado pensar que alguien debe complacer el deseo de otra persona, aun cuando no le apetece, aunque sea tu pareja, llevéis muchos años juntos o haya de por medio mucho amor. Confundimos deseo con consentimiento. Se puede consentir una relación por muchos motivos, incluso no deseándola. Y esto no está bien. En general, esto no ayudará a tu deseo sexual, sino que lo va a hundir. Como te digo, si esta es tu situación, tienes un problema mayor al descenso de tus estrógenos.

Puede que tu deseo esté pasando un mal momento y que esto de la menopausia te haya afectado y sientas que tu cuerpo no está funcionando como antes. Entiendo el enfado de quien ha sentido fuego en su cuerpo, de quien ha experimentado gran placer sexual y un buen deseo y esto le genera frustración. Es duro ver que nuestra sexualidad cambia y pierde vitalidad, al igual que ver cómo te salen canas, arrugas y se te caen las tetas. Tu cuerpo ya no está terso; es doloroso percibir el paso del tiempo porque la vida va muy rápido. Pero no nos queda otra que adaptarnos a los cambios que la vida nos aguarda, no sin cierto duelo, claro. Pero que yo sepa todavía no se ha inventado el elixir de la eterna juventud, aunque hay quien nos lo intente vender.

Dicho esto, es lógico poner empeño en estar lo mejor posible, en que podamos mantener las funciones vitales y todo aquello que nos aporta calidad de vida y, por qué no, alegría de vivir. El sexo supone una fuente de calidad de vida y es una función que podemos desarrollar durante toda nuestra vida. Pero ¿de la misma manera y sin cambios? En mi opinión, no, esto sería una utopía.

Quizá necesitas reconsiderar qué tipo de sexo tenías antes, qué tipo de encuentros sí te apetecen, y dónde y con qué prácticas quieres seguir buscando placer. Este es un punto que trataremos, ya que una sexualidad variada es necesaria y saludable.

Si las veces que tienes sexo te sientes bien; si estás buscando la manera de adaptar los juegos, los encuentros, a este momento vital; si los encuentros son consensuados, respetados y sin obligación; si sientes que puedes parar o cambiar de rumbo cuando lo necesitas; si te sientes bien tratada durante los encuentros; si sientes que a pesar de que tu cuerpo y tu sentir ha cambiado, sigue mereciendo la pena; si sigues pensando que el sexo es algo divertido, bueno y con el que pasar un rato agradable, y eres capaz de vivirlo sola o en pareja de una forma tranquila y sin agobios, todo estará bien.

Si sientes que simplemente tachas una tarea más para seguir con tu vida, mal.

¿Existe tratamiento para el deseo sexual en la menopausia?

Sabemos que en la mujer menopáusica el factor hormonal es importante, por tanto, esta vía de tratamiento puede ayudar. Existen tratamientos hormonales que se aplican o actúan mayoritariamente sobre los genitales, mejorando aspectos como la sequedad o la lubricación. No tienen efecto sobre el deseo sexual, aunque, evidentemente, si hay molestias genitales, habrá todavía más dificultades para que surja el deseo. Mejorar las molestias genitales es importante, pero resulta un factor independiente del deseo sexual. Por ejemplo, que tengas dolor en una rodilla es importante para la práctica deportiva, pero eliminarlo no asegura que el paciente realice deporte. Son dos temas interrelacionados, pero no son lo mismo. De esto hablaré un poco más adelante.

Hay tratamientos hormonales llamados «terapia hormonal de la menopausia» que pueden mejorar el estado de ánimo, los sofocos, el cansancio y el deseo sexual. Su efecto sobre el deseo sexual en general es moderado, pero si existe toda esta sintomatología y, si no hay contraindicación médica, puede ser una opción muy buena para ti, no dudes en consultarlo con tu médico.

Aun así, no va a mejorar los aspectos de la relación de pareja que te he comentado y en mi opinión (repito, en mi opinión) muchos de los fracasos terapéuticos que ofrecen estos tratamientos en el deseo sexual vienen porque se eligen con la esperanza de que mejoren el deseo sexual, sin analizar bien las causas de este. Si la relación de pareja está mal, las relaciones sexuales son malas, la erótica y la intimidad están afectadas o bien ocurre alguna situación violenta dentro de la pareja, ningún tratamiento hormonal resultará eficaz. Porque a pesar de tener un mejor ambiente hormonal, no será suficiente.

Como te he comentado anteriormente, falta mucha información sobre cómo afectan las hormonas al deseo sexual. Una de las líneas de tratamiento que está surgiendo de nuevo con fuerza, y que, si no has oído hablar de ella, pronto lo harás, es la suplementación con testosterona. Como ya te he explicado, tanto los estrógenos como los andrógenos, es decir, la testosterona, parecen influir en el deseo sexual, aunque existen muchas lagunas en su comprensión y su uso como tratamiento para el deseo.

El uso de la testosterona no es un tema nuevo. Las que tenemos ya algunos años vimos aparecer, para después extinguirse, el tratamiento de la suplementación de testosterona para el deseo sexual femenino. Y voy a hacer un pequeño inciso para contarte esta historia de la testosterona que me parece, cuando menos, interesante.

Hubo cierta evidencia de que, junto con los estrógenos, aportar testosterona en una mujer menopáusica con una buena relación de pareja era eficaz para recuperar el bajo deseo sexual. Se planteaba sobre todo en mujeres con menopausia quirúrgica y suplementado además con estrógenos.

Desde 1998, el año en el que se descubrió y comercializó el medicamento para la disfunción eréctil, Viagra, no han parado de aparecer promesas con nombres marketinianos para resolver el problema del deseo femenino: la deseada viagra femenina.

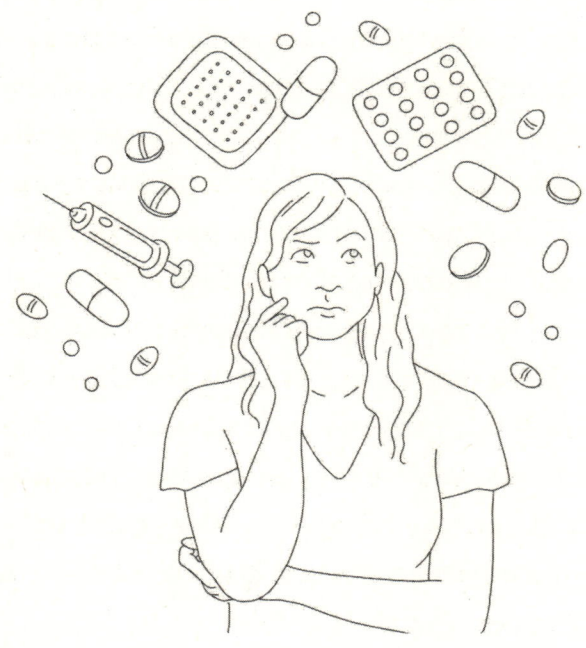

La concepción errónea de que la sexualidad empieza en los genitales y que, si se mejora la función genital, el deseo será mejor, no funciona para las mujeres. Sencillamente porque una cosa es la excitación y el funcionamiento genital, y otra el deseo.

A ninguna mujer le entra en la cabeza que la Viagra, que actúa para la excitación, mejore el deseo, pero de nuevo la medicina y la ciencia no adoptaron la suficiente perspectiva. No solo la Viagra se postuló como un remedio para la sexualidad femenina. Sino que los tratamientos hormonales también lo han intentado.

En 2006, la Comisión Europea aprobó un medicamento de testosterona llamado Intrinsa, que se administraba a través de un parche transdérmico y cuya aprobación se había rechazado previamente en Estados Unidos. Se trataba de un parche que se pegaba a la piel y liberaba cierta cantidad de testosterona al día. En Europa se aprobó y duró en el mercado un par de años, hasta que el propio fabricante solicitó su retirada. Cuando menos curioso, ¿no? «¿Qué le pasaba al medicamento?», te estarás preguntando.

Este tratamiento se retiró por varios motivos. Por un lado, no convenció su seguridad en el uso a largo plazo y, por otro, faltaba constatar su eficacia.

Parecía que, según la evidencia disponible, no estaba clara la asociación entre los niveles de testosterona y el deseo sexual en las mujeres y, por tanto, si no queda demostrada la asociación entre baja testosterona y bajo deseo, la necesidad de medicalización del deseo no quedaba del todo justificada. Por otro lado, en los resultados de los ensayos clínicos de Intrinsa se probó que el fármaco aumentaba las relaciones sexuales de tres a cinco encuentros satisfactorios al mes; pero el placebo lo hacía de tres a cuatro veces. Por tanto, se concluyó que, a pesar de que estadísticamente era significativo, clínicamente el tratamiento no lo era.

Además, el parche debía cambiarse cada cuatro días y tenerlo puesto de forma continua, y costaba la friolera de cuarenta y nueve euros al mes. «¡Ufff!» —estarás pensando—, ¿para una relación sexual más al mes, en el mejor de los casos? Esto sale caro».

También he encontrado algunos artículos posteriores que anuncian de nuevo la aparición de un medicamento basado en la testosterona para el deseo sexual femenino. Un espray nasal que habría que aplicar dos horas antes de mantener relaciones para que se activara el deseo. Leo estas frases y me quedo estupefacta: ¿proponen que nos administremos un espray cuando no tenemos ganas de tener relaciones, antes de ellas, para que nos den ganas de tenerlas? ¡Ustedes no saben nada ni de mujeres ni de placer ni de deseo sexual femenino, señores! Me pregunto por qué no habrá más mujeres dirigiendo el cotarro en las farmacéuticas. Esto no llegó a ningún lado, por supuesto. ¡Qué sorpresa!

Ahora mismo, en España no existe un tratamiento de testosterona comercializado para tal fin. Aunque se están desarrollando algunos estudios sobre este tema y no dudo que la industria farmacéutica sigue buscando la gallina de los huevos de oro para ello. Quizá en un futuro tendremos una mejor herramienta terapéutica, solo puedo decir que ojalá, pero con rigor y evidencia, por favor.

Al hablar de la testosterona tengo que mencionar un nuevo tratamiento que surge con fuerza y que ya se encuentra disponible en nuestro país como es el uso de testosterona «bioidéntica» administrada en forma de pélets, unos pequeños dispositivos que fabrican en la farmacia específicamente para ti, y que se insertan en el brazo o en el glúteo para que vayan liberando testosterona lentamente.

Yo, y esta es mi opinión hoy con la evidencia que tenemos, me posiciono totalmente en contra de esta práctica. En primer lugar, el nombre que se usa es del todo engañoso, ya que a través del uso del prefijo «bio», parece que estas hormonas son más naturales o mejores que otras que existen y están comercializadas con todos los avales de seguridad. Ni estas llamadas «bio» son mejores, ni las otras son malas. No se trata más que de un juego del marketing para engatusar. En segundo lugar, sigue siendo difícil decretar un nivel de testosterona en sangre a partir del cual se pueda establecer una relación causal con el bajo deseo sexual, y que por tanto justifique su medicalización y en que dosis. Todo esto, aunque suene banal, no lo es. Si no se argumenta adecuadamente la necesidad de medicalizar un proceso, no debe medicalizarse, por ende, justificar esto debe ser el primer paso.

Además, estos tratamientos se formulan en farmacias, sin el aval de la Agencia Europea de Medicamentos (AEM), sin ficha técnica ni indicación aprobada para tal fin. Y eso es muy importante, porque si tienes algún problema con él, no se comunicaría a las autoridades pertinentes que se encargan de la seguridad de un medicamento. Por último, la mayoría de las veces que se aconseja su uso, se hace sin indagar correctamente en otros factores que inciden en el deseo sexual, como la relación de pareja.

Vivimos en una sociedad que medicaliza en exceso, y en la que queremos que nos vendan terapias rápidas, porque se intuye que trabajar en el deseo propio y en una mala relación de pareja, o incluso acabar con ella, es a veces más costoso que desembolsar setecientos euros y que te pongan un chip. Ojalá, dentro de un tiempo, tengamos más evidencia y más tratamientos seguros y eficaces en este sentido, pero ahora mismo, opino rotundamente que no son procedentes. Sé que muchos médicos u otros profesionales sanitarios que lean esto estarán a favor de esos tratamientos y que otros pensarán como yo. Ahora mismo, en 2024, con lo que sabemos de ellos, y lo que desconocemos, solo pregúntate si el que está a favor de esta técnica gana dinero con ello.

Respecto a los tratamientos naturales para el deseo sexual que existen podemos decir que algunos han demostrado una leve mejoría sobre el deseo sexual como la maca, el *Tribulus terrestris*, la damiana o el ginkgo biloba. En mi opinión, al igual que el resto de los tratamientos, si los aspectos relacionales están mal, no serán la solución. Ahora mismo son unos recursos económicos, con cierta evidencia, inocuos en general y fácilmente accesibles, que, si no hay contraindicación, se pueden usar. No tienes muchas otras opciones si lo que quieres es una pastilla.

Como conclusión, lo que ha demostrado mayor eficacia en el deseo sexual tanto en la mujer pre como postmenopáusica es la terapia sexual. Aprender cómo mejorar nuestro placer, cómo comunicarnos, trabajar en la esfera relacional y la mejora de las habilidades sexuales es muy rentable en cualquier etapa.

DATO CURIOSO

La sexualidad femenina siempre ha sido, y todavía es, la «gallina de los huevos de oro» para la industria farmacéutica. La búsqueda de la Viagra femenina parece más importante que la del santo grial. Quien tenga la capacidad de vender a las mujeres una pastilla para su malestar sexual tendrá el secreto más buscado.

Dicho esto, generar un malestar en cuanto al deseo sexual es necesario si quieres vender pastillas para el deseo. Si no hay problema, no se necesita una solución. Con esto no quiero decir que las farmacéuticas sean las responsables de tu malestar sexual, ni mucho menos. Pero sí que se agarrarán a él si con ello venden más.

Tal y como explica Marta I. González García en su libro *La medicalización del sexo*, en 1999, en el *Journal of the American Medical Association*, se publicó un artículo que fue especialmente relevante, donde se afirmaba que el 43 por ciento de las mujeres estadounidenses presentaba algún tipo de problema sexual. Este hecho se convirtió en un hito clave que justificaba la necesidad de tratamientos para la disfunción sexual femenina. El mercado potencial estaba clarísimo y esta necesidad caló no solo en el ambiente médico, sino también en la sociedad, que solicitaba alguna solución en forma de píldora como una necesidad inexcusable. Quizá el error fue orientar la investigación a la solución farmacológica antes que hacia la investigación del porqué del problema.

Otro buen ejemplo que también cuenta esta autora sobre cómo se puede crear un problema para vender su solución, es el de la Viagra. Cuando, en 1998, aparece este famoso medicamento para la disfunción eréctil, lo anunciaba en Estados Unidos un exsenador, Bob Dole, de setenta y cinco años, que hizo pública su disfunción eréctil, entendida en ese momento como una consecuencia lógica al envejecimiento. Pero en 2002, el anuncio lo protagonizó el jugador de béisbol Rafael Palmeiro, de treinta y siete años. De repente, la edad ya no era la única razón para consumir Viagra. El anuncio iba unido al mensaje de que un hombre debe tomarlo simplemente si considera que cree que debe mejorar sus erecciones. Y, chimpón, ahora la Viagra es una solución, no solo para los hombres que luchan contra la vejez, sino para todos. Ahora todos los hombres son potenciales consumidores. Un malestar, un punto débil, una línea muy fina entre lo que se considera una erección «normal» ha ido transformándose por el poder del medicamento.

Soy una defensora de que la investigación debe estar a la altura. Considerar a las mujeres con sus problemas, sus peculiaridades e invertir en estudios con perspectiva de género. Pero también debemos ser conscientes de que la línea es muy fina y nuestro malestar sexual es una «gallina de los huevos de oro». Si unes las dificultades propias de la menopausia, la disminución fisiológica del deseo, con el malestar que generan, tendrás un caldo de cultivo perfecto para que esto sea un problema potencialmente medicable.

Lo cierto, por desgracia, es que el deseo sexual femenino es todavía un misterio sin terminar de resolver. No esperes soluciones mágicas, ni mucho menos en forma de píldora.

CASO

El caso de S. fue un caso de violencia incómodo, te aviso. Y, muy a mi pesar, algo frecuente en la consulta.

S. es una mujer de cincuenta y ocho años nacida en Rumanía, pero afincada en España desde hace ya muchísimos años. Su pareja es un hombre español de sesenta años que se dedica a conducir un camión de mercancías por toda Europa.

S. es una mujer alta, de complexión fuerte, que denota carácter, arrolladora al hablar, segura de sí misma y muy directa en su mensaje. Acude a mi consulta alegando como motivo principal la falta de ganas para mantener relaciones sexuales.

«Desde que se me ha ido la regla no tengo nunca ganas. Y yo he sido una mujer con una buena vida sexual, he disfrutado del sexo, pero ahora no encuentro las ganas —me dice. Y añade—: Mi marido me tiene frita».

Yo, obviamente, subrayo esta frase en mi mente.

Al hacer la historia clínica y sexual, S. me relata cómo desde hace aproximadamente dos años empezó a tener dolor en sus relaciones y ahora mismo el sexo es imposible. «Me duele mucho y no puedo tener penetración. Es como si algo estuviera cerrado».

Le pregunto cómo son sus relaciones ahora mismo, dado que tiene este dolor.

Me cuenta que su marido está fuera con el camión durante aproximadamente tres semanas y que luego vuelve a casa durante una semana. Me dice, textualmente, que cuando su marido está fuera ella es feliz y descansa porque sabe que no tiene que rendir cuentas en este aspecto. Pero cuando él la llama que ya viene por Francia y que en dos días estará en casa, su cuerpo empieza a temblar. Sabe que él va a querer hacerlo y, por más que le dice que no puede, su marido ni lo entiende ni lo quiere entender. «No sé qué me pasa, pero es que como me duele tanto, no puedo excitarme, no me gusta lo que hacemos, no siento placer. Solo intento relajarme para que termine cuanto antes. Necesito algo para que me dé más ganas porque de verdad que así no puedo estar», me dijo.

Al hablar, no oculta su enfado. Está enfadada con su dolor, que no entiende. Y está enfadada con su marido porque, a pesar de que ella le ha dicho que no puede, que tiene dolor, él insiste una y otra vez.

«Le he dicho que se masturbe o que busque una prostituta. Que me da igual», dice.

A lo que él responde que ya se masturba cuando está con el camión, y que por qué va a pagar por sexo si la tiene a ella: «Entonces ¿para qué te tengo a ti?», le dijo.

S. está enfadada. Mucho. Decepcionada.

El ginecólogo le mandó algunas cremas y le explicó que esto es por la menopausia. Las cremas no han hecho efecto y su marido le reprocha diciendo que a ninguna mujer que él conozca le pasa lo que a ella y cree que tiene un amante mientras él no está.

Ella me jura (porque piensa que yo no la creo) que no tiene ninguna otra relación. Que ni la quiere ni la busca ni la podría tener.

El caso de S. no es ni único ni extraño ni aislado.

Fíjate que el motivo de consulta de S., es decir su principal queja, fue la falta de deseo. Si nos quedamos en la superficie, podemos pensar que S. es una mujer que, llegada la menopausia, ha visto mermado su deseo sexual.

En cambio, la secuencia de hechos no es esta. S. es una mujer que tiene una atrofia vulvovaginal con una relación de pareja pésima y de maltrato, que no ha encontrado solución farmacológica para su dolor. Además, de una falta de deseo lógica ante esta situación de abuso, incomprensión y falta de respeto por parte de su pareja, añadido al dolor.

Ni todas las cremas, pastillas u hormonas van a hacer que esto cambie. Porque la menopausia no es su problema. La menopausia ha hecho relucir su verdadero problema.

Ahora mismo su cuerpo necesitaría más amor y comprensión que nunca, más calma que nunca. Necesitaría ir a otro ritmo, con otras sensaciones, buscando la manera de huir del dolor en la vagina para encontrar el placer en otras cosas. Necesitaría encontrar en su pareja algo muy distinto. Entonces otro escenario sería posible. Pero en el contexto que tiene S., no. En este caso, esto parece inalcanzable.

Me indigna que se diga que el problema que tiene S. es la menopausia. No es verdad, aunque le echemos la culpa. Pasarle la pelota a la menopausia es fácil. Sería ajustarnos al cliché facilón de «culpa de la menopausia».

Me duele muchísimo que las mujeres crean que ante todo este panorama lo que necesitan es una pastilla para mejorar el deseo. Porque ante todo esto, ¿alguien vería normal medicar a S. para que tenga más deseo? ¿Le ponemos un chip de testosterona? ¿De verdad? Medicalizar esta situación sería tapar el verdadero problema de S.

> *Entre otras cosas, yo reforcé el uso de las cremas para sus genitales como parte del tratamiento vulvovaginal. Le puse en un informe y con una letra bien grande y en mayúsculas. «Debe evitar tener relaciones sexuales, ya que la atrofia vulvovaginal impide en estos momentos poder tener coito».*
>
> *Ella necesitaba este informe. Lo necesitaba, por desgracia, para protegerse de la insistencia, de las acusaciones de su marido al pensar que ella estaba inventando sus molestias o bien tenía un amante.*
>
> *Mientras, pudimos trabajar durante varias consultas cómo mejorar los síntomas genitales. De momento S. sigue con su marido. No tienen sexo de ningún tipo, porque él no está dispuesto a tener otro tipo de encuentros, y ella sigue sin tener ganas de acostarse con él.*
>
> *Moraleja: ni las cremas ni yo podemos solucionarlo todo. La menopausia no es siempre el problema, sino la ayuda que necesitas para darte cuenta de que tienes una relación que es un problema.*

Que los hombres no se engañen, mientras las mujeres necesitemos protección, ni nosotras mismas sabremos cuándo nos entregamos al sexo por amor, temor o agradecimiento.

Sara Sanz del Pozo, *Sexo protección y otros chantajes: Pozos de Pasión. Acto 3*

5
TU VAGINA SE ATROFIA (ARGGG... QUÉ PALABRA MÁS FEA)

Si bien hemos hablado de la libido en esta etapa, es obligatorio comentar la repercusión del cambio hormonal a nivel genital. ¿Esto es importante para la sexualidad? Obviamente sí. Pero hay muchos matices, cuestiones y puntos de vista que me veo obligada a tratar aquí.

Cualquier profesional de la sexología te dirá, y con razón, que es importante entender que no podemos acotar el placer sexual a lo genital. Esto es una verdad como un templo, ya que todo el cuerpo siente y tiene potencial erótico. Empezando, por supuesto, por el órgano más importante que tenemos: el cerebro. En él se integran todos los estímulos externos y se construyen las fantasías. Todo lo que para ti es erótico, todo aquello que te excita, lo «fabrica» tu cerebro. La piel es el mayor órgano erótico que tenemos y todo el cuerpo es capaz de sentir y transformar a través de tu cerebro estos estímulos en placenteros y/o eróticos, así que el sexo no empieza ni se centra en los genitales. Debemos ir más allá y una buena educación sexual debe basarse en la idea inequívoca de que la sexualidad es un concepto amplio que engloba cuerpo y mente, y huir de aquella centrada en la genitalidad.

La respuesta sexual es aquello que le pasa a nuestro cuerpo, en el sentido más amplio que puedas pensar, durante la actividad sexual. Es una cadena de acontecimientos que ocurren a través de mediadores, neurotransmisores y hormonas que hacen que en el cuerpo haya diferentes cambios propios de esta respuesta. Tiene que ver con los sentidos, el cerebro, el corazón, la respiración, el flujo sanguíneo y, obviamente, también con los genitales.

Estos últimos no son los únicos que sufren cambios durante la actividad sexual, aunque evidentemente estos cambios son innegables. Y, evidentemente, tanto en la vulva como en la vagina o en el pene ocurrirán «cosas» una vez que los estímulos internos y externos sean procesados por el cerebro como eróticos.

Estos cambios de los genitales son los que centran nuestra atención durante la actividad sexual, los que esperamos y los que nos sitúan de lleno en el sexo. Esperamos que tras un estímulo erótico haya una erección, así como lubricación y tumefacción genital. Esta respuesta genital depende de muchos factores, bioquímicos y hormonales además de ciertos activadores.

Imagina que estás viendo una película. De repente, aparece una escena de un desnudo o donde se ve actividad sexual. Imagina que esta escena es erótica para ti porque la persona que se muestra te parece atractiva, estimulante y sugerente. Si dejas que esta imagen se integre en tu cerebro como «mmm… insinuante, evocadora y erótica», quizá puedas empezar a sentir cierto cosquilleo en los genitales, tumefacción o bien incluso humedad. Tu cerebro ha estado al quite, ha cogido ese estímulo, lo ha integrado a través de la dopamina y la serotonina y, junto con el empuje de los estrógenos y andrógenos presentes, lo ha transformado en una respuesta a través de la médula espinal, llegando al plexo hipogástrico y al centro sacro, que envían estímulos a la vagina, la vulva y el clítoris. *Voilà*. Cosquillas, tumefacción y lubricación.

Ahora imagina que esta misma película la estás viendo con tus hijos o hijas, o con tus padres, o tus suegros. Quizá tu cerebro esté ocupado integrando mensajes del tipo: «qué vergüenza», «espero que no sea una escena muy subidita de tono», «¿debería cambiar de canal?», «¿qué pensarán los niños?». Y mientras todos estos pensamientos ocurren en tu cabeza, la escena ha pasado, y desde luego ningún estímulo ha llegado a tus genitales. Nada de eso ha ocurrido. Lo que está claro es que el cerebro es el jefe, pero también que la respuesta genital existe, y es importante, pues la esperamos en nuestros encuentros y a menudo marca el inicio y el desarrollo de la actividad. Aunque te sientas excitada a nivel subjetivo, esperas lubricar, sentir palpitar tu vagina, al igual que se espera una erección.

Durante la menopausia pasa algo que es necesario entender, así que sígueme.

Suponiendo que haya estímulos eróticos suficientes y eficaces, y, aun dejando que tu cerebro haga su trabajo, a menudo las hormonas no ayudan a traducir esta respuesta a nivel genital. Es decir, la respuesta sexual de excitación, lubricación y tumefacción genital no se da de la misma manera.

Según Masters y Johnson, los mayores y más famosos investigadores de la respuesta sexual que aportaron a la ciencia cuestiones que hoy en día son el pilar de investigaciones, mientras que una mujer premenopáusica, tras un estímulo adecuado, comienza a lubricar a los diez o treinta segundos, una postmenopáusica necesitará un intervalo de entre uno y tres minutos. También sabemos que tras la menopausia puede existir dificultad para alcanzar el orgasmo o que este puede ser de menor intensidad, con una menor cantidad de respuestas multiorgásmicas. Con el orgasmo las contracciones vaginales serán unas cinco, al contrario que antes de la menopausia, donde es fácil encontrar de ocho a diez contracciones en cada orgasmo.

Se puede decir que, aunque no todas las mujeres reportan alteraciones en su respuesta sexual llegada la menopausia, sí están descritos estos cambios y para algunas mujeres serán más que notables. Todo esto sumado a la lógica frustración de quien ha tenido una buena vida sexual y ahora ve mermar sus sensaciones.

Según Francisco Cabello, gran sexólogo español, y otros investigadores, a pesar de los cambios físicos o biológicos que aporta esta nueva etapa, lo que más afecta a la respuesta sexual de la mujer menopáusica, además de las hormonas, son la situación o satisfacción sexual anterior y los sentimientos hacia la pareja sexual. Por tanto, estos, junto con las circunstancias hormonales, son tres factores que combinados nos pueden dar un escenario bien distinto para cada mujer.

De nuevo no todo son las hormonas, pero centrémonos ahora en el cambio físico que se deriva de ellas.

Cambios genitales: atrofia

El descenso de los estrógenos y de los andrógenos produce cambios a nivel genital que se verán traducidos en una alteración en la respuesta sexual genital. Estos cambios forman parte del llamado síndrome genitourinario de la menopausia (SGM), o lo que antes se llamaba atrofia vulvovaginal. Según la Asociación Española para el Estudio de la Menopausia, esta disminución tanto de estrógenos como andrógenos provoca cambios anatómicos, fisiológicos y funcionales en el área vulvovaginal (labios mayores y menores, clítoris, vestíbulo, introito y vagina) y en el tracto urinario (uretra y vejiga). Por tanto, el SGM puede cursar con síntomas genitales como sequedad, irritación, ardor, falta de lubricación en la actividad sexual, molestia o dolor, y urinarios como disuria, urgencia miccional e infecciones urinarias.

Según datos del estudio europeo REVIVE de 2016, más de la mitad de las mujeres en España sufrirá el SGM. Conforme el estudio GENISSE esta prevalencia aumenta hasta el 70 por ciento, y según la Encuesta Epidemiológica Vulvovaginal Europea esto ocurrirá hasta en el 90 por ciento de las mujeres.

También sabemos que es una afección infradiagnosticada, bien sea porque las molestias que ocasiona se normalizan y las mujeres hablan poco de sus dificultades genitales, o bien porque los agentes de salud a menudo lo ignoran.

Sabemos además que, junto con otros factores como el estilo de vida y otras patologías, el SGM depende de la disminución de los estrógenos y del tiempo, lo que significa que la probabilidad de encontrar una mujer con esta afectación a los setenta años es mayor que a los cincuenta y cinco. Teniendo en cuenta que las mujeres viviremos más de treinta años en postmenopausia, parece que el tiempo juega en nuestra contra cuando hablamos de la atrofia vulvovaginal.

Ante semejantes datos, solo podemos pensar si realmente alguna de nosotras escapará a esta condición.

Para mí no es tan importante si tendremos o no atrofia vulvovaginal, ya que lo más probable si vives lo suficiente es que así sea, sino cuándo, con qué síntomas y sobre todo de qué manera afectará a la sexualidad y, por tanto, a tu calidad de vida.

Los estudios nos dicen que el SGM afecta al disfrute del sexo, a la espontaneidad, a la intimidad, a las relaciones de pareja, pero también al sueño, al humor, al disfrutar de la vida, a viajar o a hacer actividades deportivas o sociales.

Si esto no es afectación de la calidad de vida, ¡ya me dirás entonces qué es! Esto no parece solo una cuestión sexual, que también, sino de afectación a nuestra vida diaria.

Coitocentrismo en el sexo y en la medicina

Los estrógenos tienen receptores específicos en la vagina, la vulva y la uretra. El descenso de los estrógenos causará, como hemos dicho, cambios en los genitales. Estos están bien descritos por la ciencia médica: la piel de la vulva se afina, se pierde la grasa de los labios mayores y menores y se estrecha la entrada de la vagina. En esta hay una disminución de los pliegues vaginales, adelgazamiento de la mucosa y un acortamiento del fondo vaginal.

Esto evidentemente afectará a la consecución del coito. La asociación es sencilla: a la vagina le gustan mucho los estrógenos, si no hay estrógenos la vagina sufrirá cambios; los cambios darán como consecuencia un coito más difícil, doloroso o incluso imposible. Si lo piensas bien, es lógico, puesto que los estrógenos están relacionados con la fertilidad, al igual que la vagina. Es decir, en un momento de la vida en que nuestras hormonas propician la reproducción, la vagina tiene que estar en forma para un coito que persigue el mismo fin.

El dolor y la imposibilidad para el coito llegado el SGM, cuando la vagina sufre las consecuencias del hipoestrogenismo, son un factor clave para la sexualidad de las mujeres, siendo los síntomas más prevalentes en la sexualidad de las mujeres en esta etapa.

Por otro lado, el coitocentrismo es la creencia de que el sexo se centra y equivale a la penetración vaginal. El coito vaginal se presenta en nuestra sociedad irremediablemente, pese a los esfuerzos de la sexología, no como una práctica más, sino como la estrella. La única, la que tiene importancia, la que hay que llevar a cabo. Es la PRÁCTICA, en mayúsculas.

No en vano tenemos muy interiorizadas ideas como:

- Los preliminares: aquello que precede a lo importante, es decir, el coito.

- Relaciones sexuales completas: dejando como incompletas aquellas que no tienen coito.

La idea de que una relación sexual debe tener coito está presente no solo en el imaginario colectivo y social, sino también en la medicina.

Es por ello que la vagina cobra, en mi opinión, una exagerada importancia para la medicina en el SGM.

Desde Masters y Johnson hasta investigaciones más actuales, sabemos que el coito vaginal no es la praxis con la que las mujeres obtienen mayor placer. Ciertamente es muy erotizada y puede generar gran gozo y deleite. Aporta, además, esa reafirmación de que estamos haciendo «aquello que debemos hacer». El coito vaginal encierra muchos matices y supone para muchas mujeres dar lo que se espera de ellas en una relación sexual.

Si somos pragmáticas, a través de la penetración vaginal la mayoría de las mujeres no consiguen alcanzar suficiente placer ni tampoco el orgasmo. Hasta el 75 por ciento de las mujeres presentan lo que se llamaría anorgasmia coital. Es decir, no consiguen el orgasmo a través del coito vaginal, lo que no representa ningún problema si lo consiguen de otra forma. La sexología nos deja claro, clarinete, que conseguir un orgasmo de una forma, y no de otra, no es ninguna disfunción sexual. Si fuera así, la más prevalente sería, sin duda, la anorgasmia coital. A pesar de esto que te acabo de contar, no conseguir un orgasmo con el coito supone una gran frustración para muchas mujeres y muchos hombres.

Curiosamente el orgasmo femenino ha necesitado siempre de todos estos estudios que reafirmen lo que se consolida cuando preguntamos a las mujeres tanto pre como postmenopáusicas: la gran mayoría no necesita el coito para sentir placer ni para llegar al orgasmo. No significa que las mujeres no quieran tener coito, no lo disfruten o no les guste tenerlo, sino que no es una parte imprescindible.

Del mismo modo, ante la pregunta: «¿Necesitas que de alguna u otra forma haya estimulación del clítoris para el placer y el orgasmo?», contestarán mayoritariamente: SÍ.

Para la mayoría de las mujeres, el clítoris es la parte más importante del sexo y del placer genital. Si estamos de acuerdo en esta conclusión, la pregunta más lógica que deberíamos hacernos sería qué cambios sufre el clítoris con la menopausia.

Atenta que te vas a caer de culo: no lo sabemos. La medicina y los estudios dan muchísima importancia a la vagina, pero no al clítoris. Este vacío, esta ablación cultural y científica del clítoris no es nueva. No es casual que hasta hace bien pocos años no conociéramos siquiera su anatomía completa. Esta segunda parte que nos queda por estudiar no la tenemos superada aún. Querría poder aportarte datos concretos de los cambios que acontecen en los bulbos cavernosos del clítoris, su tejido eréctil, su glande o prepucio durante la menopausia, pero no lo sabemos. Podemos intuir que, como el resto de los tejidos genitales, sufrirá ciertos cambios con la disminución de las hormonas. Y llámame tiquismiquis, pero me gustaría un poco más de precisión, siendo un órgano tan importante para nuestro placer. Por lo menos tanta precisión como la estudiada y descrita para la vagina.

No quiero que nadie malinterprete mis palabras o mis reflexiones. Al fin y al cabo, son solo eso y no poseo la verdad absoluta. Creo, obviamente, que la vagina es importante, en tanto en cuanto es una maravillosa parte de nuestro cuerpo de la que a menudo desconocemos tanto su fisiología, su capacidad y su

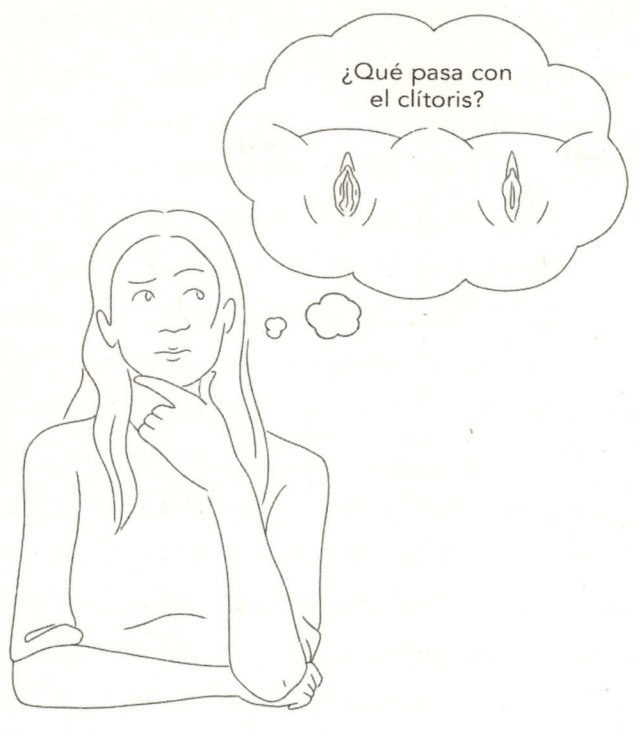

potencial. La infravaloramos, dejándola como mero receptáculo, ya sea para el sexo o para el parto, cuando en realidad es una parte importantísima de nuestro cuerpo que, por desgracia, va a sufrir cambios que afectarán a la actividad sexual. Durante esta época de nuestra vida, convivir con la vagina de una forma sana será muy útil y una gozada. Una vez nuestras hormonas, nuestro funcionamiento, nuestra ciclicidad se vea relegada hacia un nuevo movimiento, donde la fertilidad no es el centro, es lógico que la vagina tampoco lo sea. Retomaremos esta idea más adelante.

Ahora bien, llegada la menopausia, no poder tener coito es una jodienda (perdona la expresión). Las limitaciones nunca son bienvenidas. Yo deseo no tener ninguna limitación nunca y querría que mi cuerpo siguiera funcionando como hasta ahora, que no envejeciera, que el paso del tiempo no dejara ninguna mella. Si me preguntáis a mí, claro que quiero poder seguir teniendo coito siempre que me apetezca. Ya imagino que tú también. Sé que el coito no es imprescindible para obtener placer, pero no poder tenerlo no sería lo mismo. Una cosa es una elección y la otra una imposición. Me la impondrán la vida, las hormonas o la menopausia, pero será una imposición, al fin y al cabo.

Pero debemos ser conscientes de que seguimos, como sociedad y como profesionales sanitarios, enfocando mal el tema. Estamos empeñados en centrar el sexo en el coito vaginal y en creer que los problemas sexuales de las mujeres, llegada esta etapa, se deben y se solucionan con la vagina. Y esto es un error básico de primero de sexología.

No aportamos datos ni estudios de los cambios del clítoris y, por ende, del placer de las mujeres durante la menopausia. Debemos tener claro que saber lo que le pasa a la vagina está bien, pero dejar de lado el clítoris es más de lo mismo que hemos vivido hasta ahora. Nada nuevo: invisibilización del placer femenino.

Tratamiento de la atrofia vulvovaginal y objetivos

No sé si la atrofia vulvovaginal, es decir, el SGM tendrá las garras muy largas, o bien alguna escaparemos a ella. Lo que sí tengo claro es que el malestar que provoca afecta a la calidad de vida y muchas mujeres no consiguen solución alguna para ello. Ya sea porque no se atreven a pronunciarse, porque creen que es normal, o porque dan con profesionales sanitarios que no las comprenden, no se preocupan y no les ofrecen soluciones. Me he encontrado de todo a lo largo de estos años.

Lo que sí sabemos es que hay una escala terapéutica para la atrofia vulvovaginal que debes conocer. No es el objetivo de este libro hacer un tratado de medicina al respecto. Mi papel como enfermera nunca será recomendarte ningún tratamiento farmacológico. Debe ser tu médico quien te lo explique y proponga, y mi papel, la mayoría de las veces, es explicarte cómo administrarlo y cómo funciona. Pero a grandes rasgos, quiero que conozcas los tratamientos.

El primero, sin duda, tiene que ver con hacer modificaciones en el estilo de vida como dejar de fumar, alimentarte correctamente y practicar ejercicio físico. Déjame que te diga sin rodeos que cuanto más buenas sean las condiciones en las que llegues a la menopausia, mejor. Y sí, cuanto antes te pongas las pilas, todavía mejor. Y no, nunca es tarde. Así de sencillo, no tienes tiempo que perder.

Puedes ponerte las mallas de deporte e ir a moverte un poco, tomar vitamina D de nuestro maravilloso sol y, por supuesto, deja de fumar. Venga, te espero.

Después de este requisito previo pero tan importante la recomendación es empezar a usar hidratantes, tanto vaginales como vulvares, y lubricantes si sientes molestias o sequedad durante el sexo. Un hidratante es aquel que mantendrá la mucosa de la vagina y la piel de la vulva en buen estado, mejorando su elasticidad y aliviando las molestias en el día a día. Un lubricante es lo que usaremos para aportar un extra de lubricación en el momento de las relaciones sexuales, este no tiene ninguna acción que modifique la mucosa o la piel, sino que está pensado para disminuir la fricción y mejorar las sensaciones durante el sexo.

COMO USAR CORRECTAMENTE UN LUBRICANTE

¡Ojo!, no debemos usar el lubricante única y exclusivamente para el coito. Es un error no dejar suficiente tiempo para que las sensaciones placenteras lleguen, la mente se ponga a funcionar y el cuerpo se active. Ya hemos dicho que en la menopausia puede que esto funcione más lento, así que si hay un momento en la vida en el que tomarse tiempo, darse espacio, presencia a todo aquello que hace que te excites y lubriques, es este.

Es frecuente querer ir rápido y pasar a la penetración vaginal, aunque genitalmente no estés preparada. Esto es un error. Un lubricante no solo debe usarse en el momento del coito, sino que puede ayudarte a mejorar estas sensaciones vulvares, a que te sientas más excitada mucho antes de pasar al coito. Usar el lubricante para el juego masturbatorio ya hará que esta experiencia sea mejor y más placentera.

Un lubricante debe ser un elemento más en el juego erótico. De manera que podemos elegir un lubricante o varios y probar con ellos de manera que se integren en el juego ayudando a la excitación y a potenciar las sensaciones. Hay lubricantes con base de agua, aceite, silicona, de efecto frío, de efecto calor o de sabores. Usa todo esto para mejorar tu excitación, no como un mero facilitador de la penetración.

Por supuesto, va a ayudar a que esta sea más fácil si hay sequedad, pero nunca nunca nunca prescindas de lo que puede hacer tu cuerpo. Nunca pases por alto usar una estimulación SUFICIENTE y ADECUADA. El lubricante es una ayuda, no lo delegues todo en él.

Puedes usar el lubricante aplicándolo directamente sobre tu mano o la de tu pareja para masajear sobre la vulva. También para friccionar la vulva contra otras partes del cuerpo de tu pareja, así como al usar juguetes. Puedes poner el lubricante en la vulva o directamente en el pene para la penetración.

Tanto los hidratantes como los lubricantes son de venta libre en farmacias, y puedes usarlos sin receta médica. No tienes que esperar a que nadie te dé permiso, prueba sin más. No tienen ninguna contraindicación más allá de que tengas alguna sensibilidad a algún componente.

Si con estos primeros pasos no consigues aliviar las molestias, ya será tu médico quien te informe de qué fármacos, ya sea en forma de cremas vaginales o fármacos sistémicos, pueden ser una opción para ti. Aquí entran cremas, anillos u óvulos de estrógenos locales, o terapia hormonal de la menopausia. Hay que perder el miedo a este tipo de fármacos, ya que un médico bien formado, con interés en el tema, seguro que te aconsejará bien. No todas las mujeres necesitarán de todos los pasos terapéuticos, pero si hay que usarlos, deben usarse. Todos los fármacos que están aprobados, consensuados en guías clínicas y sociedades científicas son seguros y eficaces.

Hay otros tratamientos que no voy a comentar aquí, como pueden ser el láser, plasma rico en plaquetas, el ácido hialurónico y demás tratamientos bajo el paraguas de la recién llegada ginecología regenerativa. Ahora mismo no están recogidos en estas guías, pero quizá en un futuro lo estén. Cito textualmente de la última guía de recomendación de la Asociación Española para el Estudio de la Menopausia (AEEM) respecto a la ginecología regenerativa: «Faltan estudios bien diseñados, a largo plazo, controlados, aleatorizados y comparados con placebo, para establecer una fuerte recomendación. Los datos a largo plazo sobre la seguridad y eficacia de estos tratamientos aún tienen que ser establecidos. No obstante, la evidencia actual indica que los tratamientos de medicina regenerativa pueden mejorar los síntomas urogenitales de la menopausia».

Yo soy crítica con este tema. Me preocupa, al igual que a otras asociaciones internacionales como la prestigiosa Sociedad Internacional para el Estudio de la Patología Vulvovaginal (ISSVD, por sus siglas en inglés), la Sociedad Americana de Obstetricia y Ginecología (ACOG, por sus siglas en inglés) o la Administración de Alimentos y Medicamentos de Estados Unidos (FDA, por sus siglas en inglés), el uso de estas terapias que se prescriben a pesar de que falta evidencia, ya no digo de su eficacia, sino de su seguridad. Y esto me parece realmente llamativo. Aunque, ahí están para quien decida invertir en ellas.

En cualquier caso, el objetivo de los tratamientos es aportar una solución médica o farmacológica a la atrofia vulvovaginal. Pero estos tienen limitaciones para mejorar la satisfacción sexual de las mujeres menopáusicas, ya que, como hemos visto, una parte importante de los problemas o dificultades tendrán que ver con la satisfacción sexual anterior, los comportamientos durante el sexo o la satisfacción con la pareja. Y todos estos aspectos siguen marcando la diferencia. Ya sea porque la eficacia terapéutica es limitada o porque las dificultades sexuales sobrepasan al problema hormonal.

La mayoría de los tratamientos están enfocados en mejorar la atrofia vaginal, pero seguramente va a ser infructuoso y frustrante elegir este camino. Centrar los esfuerzos de la medicina (y los tuyos) en tratamientos para la vagina no mejorará el placer de las mujeres. Estos pretenden mejorar la satisfacción sexual de las mujeres postmenopáusicas a través de «flexibilizar, abrir, dilatar o mejorar la mucosa vaginal» y quizá (y solo quizá) van a poder darnos, en el mejor de los casos, un tiempo más de un sexo complaciente, centrado en dar lo que se espera de nosotras. Tal vez alivien los miedos a «no poder cumplir», y van a alargar el uso de la penetración un tiempo más, pero no son esfuerzos terapéuticos dirigidos y centrados en mejorar la sexualidad femenina. Recuerda que la atrofia es dependiente del tiempo que pasemos en hipoestrogenismo, y todos los tratamientos ofrecen soluciones poco duraderas en el tiempo. Esto es una huida hacia delante, amiga. Mejorar la sexualidad de las

> mujeres menopáusicas, durante los treinta años que durará esta etapa, no puede basarse, o por lo menos reducirse, a tratar de mantener la permeabilidad vaginal.

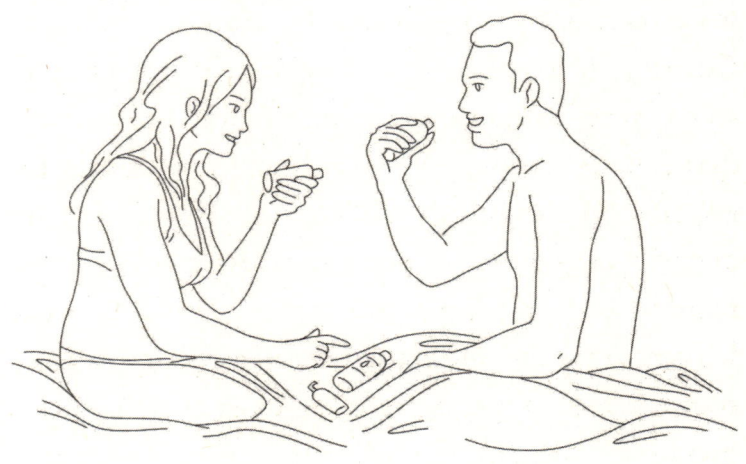

¿Cuánto tiempo debe pasar para que nos demos cuenta de que nuestro cuerpo ha cambiado, y que nuestro modo de tener sexo debe modificarse también?

De nuevo, no me malinterpretes, los tratamientos farmacológicos deben estar presentes. No proponer tratamientos que están a nuestro alcance a las mujeres es, sin duda, una mala praxis. Y mantener a una mujer sin tratar cuando existe una herramienta que puede aliviar el ardor, la sequedad, el dolor o las molestias urinarias es inhumano además de negligente, médicamente hablando. También lo es ofrecer tratamientos que no son eficaces o seguros, claro.

Lo que quiero decir es que hay que hacer algo más. De entrada, creo que, atañéndonos a la fisiología del placer femenino, es mucho más útil centrar los esfuerzos en la mejoría de los síntomas vulvares. Como ya te lo anticipaba antes, nos fijamos en exceso en la vagina, cuando parece más interesante estudiar el papel de los tratamientos en la vulva, el clítoris, las zonas erógenas y la entrada vaginal. Por mi experiencia en este terreno, y atreviéndome a una recomendación propia, es mucho más eficaz tratar los síntomas vulvares que vaginales. Es muy frustrante poner empeño en la vagina si el roce vulvar produce molestias, si el clítoris se nota reseco o se siente tirantez. No sirve de nada poner tratamientos ahí dentro, en el fondo de la vagina, en pro de la elasticidad de esta, si no mejoramos las sensaciones en la estimulación externa.

La perspectiva de género brilla por su ausencia y es necesario adoptarla para entender cómo se forja y se desarrolla la sexualidad de las mujeres; cuál es la fisiología del placer femenino, qué retos presenta a lo largo de nuestra vida y así poder aportar soluciones y enfoques acordes a ello. Es fundamental que profesionales de la sexología con la suficiente perspectiva de género lideren los consejos de la sexualidad llegada la menopausia. Una de las mayores luchas que tenemos desde la sexología es «descoitalizar» las relaciones sexuales en todas las etapas de la vida. Y esta premisa se nos olvida totalmente al tratar las consecuencias de la atrofia vulvovaginal para la sexualidad de las mujeres.

Por eso creo que el objetivo no puede ser mantener o recuperar el coito vaginal, sino que debe ser reducir los síntomas diarios y mantener la calidad de vida para que las mujeres puedan encontrar la manera de desarrollar, potenciar y mantener su placer sexual durante toda la vida. Léelo de nuevo, porque la diferencia parece sutil, pero no lo es.

¿Y si no encuentro solución para el dolor?

Violencias sexuales (miedo a que me dejen, cumplir, exigencia, coitos dolorosos que causan llagas, etcétera)

Debido a la atrofia, las mujeres tienen dolor en sus relaciones sexuales. Ya hemos visto que es uno de los síntomas más prevalentes. Según datos del estudio español REVIVE, que representa la mayor cohorte estudiada respecto a la sintomatología del SGM, la dispareunia es el síntoma más molesto para las mujeres postmenopáusicas sexualmente activas.

Lo que llamamos dispareunia, es decir, el dolor durante las relaciones, es una fuente frecuente de consultas porque este impide tener sexo como antes. Y el dolor es una de las causas más importantes de evitación de las relaciones sexuales. Además, este repercute negativamente en las relaciones eróticas y sexuales de la mujer y en sus relaciones de pareja.

Al usar la palabra «dispareunia» nos referimos sobre todo al dolor coital, es decir durante la penetración. De nuevo esta palabra es usada para referirnos al dolor en las relaciones sexuales y, por tanto, se le da un uso coitocentrista. ¡Cómo no!

Cuando el dolor aparece, todas las esferas de la respuesta sexual se verán afectadas. Y deberíamos usar todas las herramientas terapéuticas citadas.

Pero, por desgracia, no siempre podemos resolver con las herramientas que conocemos hoy en día este dolor coital. Muchas veces estos tratamientos no son eficaces. Ojalá que para ti lo sean, si te ocurre. Pero puede que te halles entre las que no encuentran solución ni consuelo para un coito doloroso.

Puede que los tratamientos hayan hecho efecto un tiempo y ahora ya no. Puede que nunca hayan funcionado. De esto no estamos libre ninguna de nosotras, porque repito que el hipoestrogenismo es dependiente del tiempo, y tras cinco, diez o veinte años en menopausia esto te puede pasar a ti.

¿Y qué hacemos entonces?

Pensemos fríamente en las opciones que tenemos llegado este punto:

1. Puedes dejar de tener sexo, porque sientes dolor en la penetración.

2. Puedes insistir y luchar contra viento y marea mediante tratamientos para acondicionar la vagina mientras tienes coitos dolorosos y un sexo terriblemente frustrante.

3. Puedes coger «el toro por los cuernos», enfocarte en seguir siendo una mujer con placer, poner este placer por delante de mandatos coitocentristas y adaptarte a esta nueva situación.

Yo desde luego estoy aquí para ayudarte en esta tercera opción.

DATO CURIOSO

Cuando empecé a estudiar sexología allá por el año 2005 recomendar un lubricante era un acto subversivo. Era algo más cercano a lo prohibido que a la necesidad. No se hablaba de la necesidad de usarlos en la mujer menopáusica o en otras situaciones donde se puede dar sequedad. No escuché hablar de atrofia vulvovaginal en ningún momento durante mis estudios de máster, que duraron tres años.

Para comprar un lubricante hace veinte años, una mujer tenía que armarse de valor, sobrepasar todas las normas sociales del momento, decirse a sí misma que no era una «guarrilla» y buscar en unas tiendas llamadas *sex shops*, que eran de lo más inquietantes y siempre estaban en portales oscuros y escondidos.

Por suerte, el escenario hoy en día es bien distinto. Ahora mismo, encontrar lubricantes de calidad resulta sencillo y se ha convertido en algo normal que se vende en cualquier farmacia, considerándose un producto higiénico-sanitario. Esto es maravilloso, no solo porque es fácil encontrarlos, sino porque se trata de un producto regulado en su formulación y comercialización.

Los podemos encontrar en herbolarios, farmacias y *sex shops*. Hoy en día ya no están tan escondidos, ni son tan subversivos, y por supuesto se encuentran totalmente a mano a través del comercio online.

Pero el uso de los lubricantes no es nada nuevo. Existen referencias de sustancias usadas desde tiempos remotos; por ejemplo, el uso del aceite de oliva por los griegos y los romanos. En Japón se han encontrado referencias de algunas algas usadas como lubricante, así como una pasta de boniato. También se describe el uso de aloe vera, que puede ser un componente de algunos lubricantes hoy en día. Aunque, cuidado, porque algunas mujeres pueden presentar reacciones alérgicas. También es popular el uso de aceite de coco y otros aceites esenciales.

Uno de los primeros lubricantes modernos fue la vaselina, que todavía hay quien la usa, aunque no se recomienda, ya que es muy difícil de eliminar y facilita las alteraciones de la microbiota vaginal.

La Organización Mundial de la Salud recomienda como opción preferente los lubricantes al agua con un pH entre 4,5 y 5,5, que pueden ser usados con preservativos y se adaptan tanto al pH de la vagina como al anal. En la actualidad también podemos encontrar lubricantes en base de aceite que proporcionan una sensación muy agradable y formulados a partir de aceites respetuosos con la piel y la mucosa. Sea como sea, compra un producto formulado específicamente para el uso vulvar y vaginal, y siempre en un formato que no tengas que meter la mano dentro, para evitar que lo puedas contaminar con tus dedos. Revisa la fecha de caducidad del producto, que tú y yo sabemos que, cuando te quieres dar cuenta, el bote lleva dos años en la mesita de noche.

Pese a que los más recomendados son los de base acuosa, los aceites me parece que pueden ser una muy buena idea, ya que aportan un toque exótico. Y no estamos para desechar cosas que sumen a la experiencia, ¿no crees?

CASO

R. era una mujer de sesenta años que vino a verme por molestias vulvares y dolor en las relaciones sexuales desde hacía unos seis meses. Su última regla había sido hacía escasamente dos años, así que estaba recién estrenada en la menopausia. Había pasado por la consulta del médico de familia, que le había mandado unos hidratantes vaginales y le había recomendado que me consultara lo que ella llama «el tema sexual». Tras una minuciosa historia sexual me di cuenta de que R. era una mujer adelantada y moderna para su época. Había tenido varios novios en su juventud, unas buenas relaciones sexuales, diría que avanzadas y de nivel. Su pareja, un hombre que la acompañaba muy interesado y con una actitud espléndida, llevaba con ella desde hacía unos veinticinco años. Estaban iniciados en el tantra, usaban juegos de fantasía, masajes, inciensos y toda una serie de rituales para que la experiencia sexual fuera muy sensorial.

Estaba claro que tenían una buena base sexual. R. describía una sensación de ardor y quemazón al mantener relaciones. Nunca antes habían tenido problemas ni con el sexo en general, ni con el coito. El dolor aparecía unos minutos después de estar practicando el coito, aunque este se iniciaba sin ningún tipo problema. Ni el deseo ni la excitación eran problema y llegaba al orgasmo sin dificultad. Había leído sobre las consecuencias que la menopausia podía acarrear en su vida sexual, y venían los dos un poco agobiados y dispuestos a solucionar este problema. Sin duda, él se mostraba frustrado por las dificultades que presentaba R. y decía que incluso a él se le «venía abajo» viendo el ardor y el escozor tan grande que aparecía de repente.

Me contó que lo único que aliviaba las molestias era lavar con agua fría la vulva, y esperar a que la rojez y el ardor fueran disminuyendo durante las siguientes horas. A veces incluso días.

Resultó que el problema era más fácil de resolver de lo que pensábamos y, desde luego, nada tenía que ver con la menopausia.

Hacía poco más de un año, habían notado algo de sequedad y habían buscado ayuda de una amiga muy habilidosa con las plantas que les había hecho un lubricante casero a base de aceite de coco, tomillo y no sé qué aceites y plantas más. Esto había funcionado bien durante un tiempo, pero por lo que parece, el lubricante casero se habría estropeado, porque estaba produciendo una reacción local. A los pocos minutos de aplicarlo, y una vez iniciado el coito, con el calor y la fricción empezaba a arder y a picar. Solo hizo falta un poco de tratamiento tópico que recetó muy amablemente su médico, y cambiar a otro lubricante bien formulado y sin caducar. Probamos dos o tres, hasta dar con uno que reunía las características que mejor les parecía, y chimpón. Problema resuelto. Aquí la menopausia no tenía nada que ver.

Moraleja: lo natural no tiene por qué ser mejor, un lubricante siempre es buena idea, pero cuidado que caduca.

6
EL SEXO QUE YA NO TENDRÁS. DEJA ATRÁS LA MOCHILA

Espero que a estas alturas te hayan quedado claros dos puntos primordiales en esto del sexo y la menopausia. El primero es que el sexo va a cambiar a lo largo de tu vida, no por la menopausia en sí, sino por el simple hecho de la maduración, del paso del tiempo. Pero quizá este esté siendo un punto de inflexión importante para ti, un momento vital de metamorfosis. Y, el segundo es que adaptarse a estos cambios será fundamental si quieres seguir teniendo placer erótico o sexual. En este capítulo te hablaré sobre todo de cuál te propongo que sea esta adaptación.

Creo firmemente en la perspectiva positiva y no patológica de cumplir años, de la menopausia y la sexualidad en esta etapa. Muchas mujeres vivirán la menopausia sin repercusión, o sin grandes cambios durante muchos años. Son frecuentes los testimonios de mujeres que no notan nada destacable llegada esta etapa, y siguen teniendo sexo al igual que antes. Pero también creo de justicia plantear que no es raro hallar mujeres que describen una mejora del sexo, porque encuentran mejores oportunidades y redefinen el sexo con unos objetivos distintos a los que tenían hasta ahora. Todo depende, como siempre, de la vara de medir con la que evaluamos las cosas. ¿Quién dice que un sexo más fugaz, explosivo y rápido es mejor que un sexo menos pasional pero más pausado, más asertivo, o con un deseo más trabajado? La menopausia nos da, desde mi punto de vista, nuevas oportunidades.

El sexo vaginal ha sido hasta ahora una opción fácil. Digo esto puesto que sé que hay muchas mujeres que pueden tener dificultades en este aspecto mucho antes de llegar a la menopausia. Pero el sexo vaginal es, sin duda, el máximo exponente de la sexualidad durante gran parte de nuestra vida, porque lo hemos incorporado no solo como una práctica erotizada, sino como aquello que no puede faltar. Durante toda la vida fértil, mientras tus hormonas te acompañan y tus órganos genitales están en pleno esplendor, el sexo vaginal no presenta mayor complicación. Incluso no siendo una práctica donde encuentres demasiado placer o sin ser la más eficaz para conseguir el orgasmo, el coito se practica con gran esmero e insistencia, muy a pesar de quienes a través de la sexología insistimos en la importancia de la descoitalización del sexo. Aun cuando no se disfruta, habrá quien durante mucho tiempo haya usado la penetración vaginal como mero instrumento del placer ajeno.

Ojalá puedas seguir usando la vagina y todo tu cuerpo sin esfuerzo y como te dé la gana. Todas queremos tener todo en plena forma durante el mayor tiempo posible. Pero aun a riesgo de parecer la reina del pesimismo, al igual que la llegada de las canas o las arrugas, esto puede cambiar. La llegada de la menopausia, y su nuevo equilibrio hormonal, hará que tarde o temprano el sexo tenga que modificar el enfoque porque la vagina dejará de ser lo que era. Esto que, hasta ahora, haces, permites o das sin problema tendrá que cambiar. Tu placer vaginal se reducirá, porque, como ya te he explicado, la disminución de los estrógenos producirá alteraciones en la mucosa vaginal, la irrigación y la piel genital. Así que quizá tengas que admitir que no puedes ser más ese receptáculo, aquello que complace.

¿Y si tú disfrutas de la penetración? Claro que puede que verdaderamente disfrutes de esta práctica, aunque también tengo claro que, si es así, no será con un coito conejil, pasivo y que recuerde poco menos que a una peli porno. Tomar las riendas de un coito que sea placentero es posible. Si esto ha sido así en tu vida, espero que sigas disfrutando de ello mucho tiempo más. Ahora bien, es probable que no permanezcas inmutable al paso del tiempo para siempre. He tenido en consulta a muchas mujeres que se sienten terriblemente tristes por estar perdiendo la opción a un sexo que las ha satisfecho mucho durante años. Y que ven, incrédulas, cómo el paso del tiempo, o el fracaso terapéutico del SGM, las está obligando a dejar de tener este coito.

En este caso, es un duelo por el que hay que transitar, un pesar por el paso del tiempo al que poco se nos prepara en esta sociedad. Todo a nuestro alrededor nos invita a luchar y a combatir sin descanso el envejecimiento. La juventud y la belleza son valores sociales en nuestra cultura. En el caso de la sexualidad, se le añade un sexo heteronormativo, coitalizado y complaciente como máxima de la sexualidad femenina deseable e inmutable, al igual que se le exige a la sexualidad masculina potencia, durabilidad y un deseo inquebrantable que perduren a pesar de que esto parece absurdo.

Cómo incorporar el coito vaginal al sexo a cualquier edad

Quizá hayas leído unos párrafos más atrás que el coito vaginal se puede incorporar de forma placentera al sexo, y te hayas quedado loca pensando *what?*. No, no me voy a ir sin contarte un poco sobre este tema.

La vagina es un conducto, un canal fibromuscular recubierto en su interior por mucosa. Solo tienes que tocar con un dedo el interior de la vagina para explorar su textura, su consistencia y las sensaciones que te ofrece. La vagina es, en general, bastante insensible. Esto quiere decir que esta y las terminaciones nerviosas sensitivas que salen de ella no son capaces de procesar información muy precisa sobre lo que está pasando en su interior. Es por ello por lo que puedes introducir un tampón en la vagina sin apenas notarlo. O, por ejemplo, serías incapaz de sentir si alguien está tocando dentro de la vagina con o sin guantes. Tampoco la vagina es capaz de diferenciar si un pene lleva un preservativo o no solo por cómo se siente. Las sensaciones en la vagina son difusas y solo hay dos partes del canal vaginal que sí son capaces de recibir ciertos estímulos con mayor intensidad y transformarlos en placenteros. Por un lado, el tercio más externo de la vagina, es decir, justo la entrada. A su alrededor, por encima y a los lados encontramos la raíz y los bulbos del clítoris, que sí son muy sensibles, así como la esponja uretral en la parte anterior y la perineal justo debajo en lo más superficial. Por tanto, la vagina puede notar si algo distiende o no la entrada, pero una vez la pasamos y nos situamos en el tercio medio o final de la vagina, estas sen-

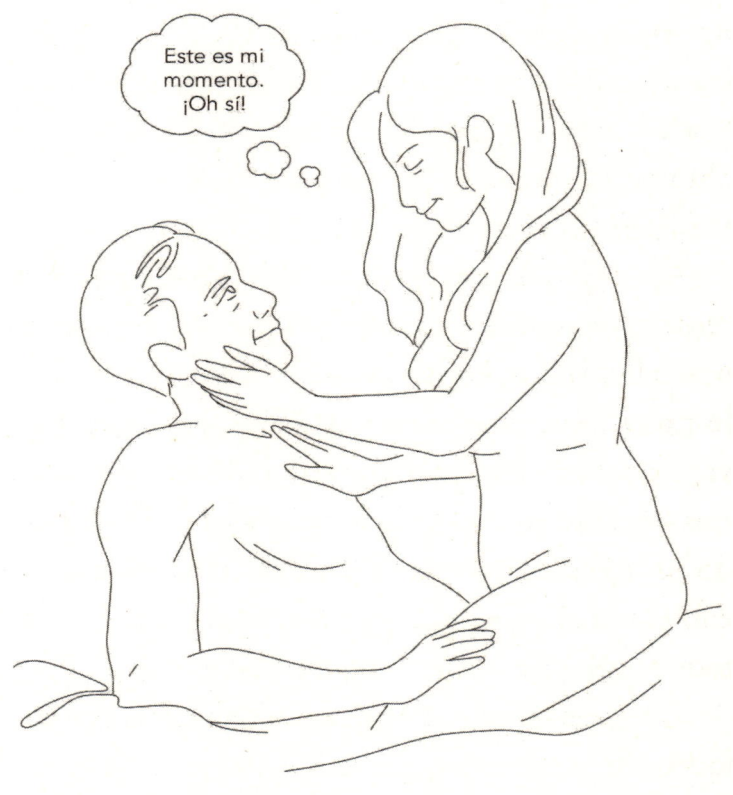

saciones se diluyen. Tenemos ejemplos de ello, como te digo al usar un tampón o bien un pesario, que es un dispositivo que se pone como tratamiento sintomático de un prolapso genital; ambos, una vez colocados en la vagina, no se perciben.

Por otro, al final de la vagina encontramos el cérvix, o cuello del útero, que sí presenta terminaciones nerviosas sensitivas, y es por ello que, al tocar o empujar en él, lo notaremos.

Por todo lo que te acabo de contar, las sensaciones en la vagina, y por tanto en el coito, se perciben en mayor medida cuando algo distiende la entrada vaginal y por eso empuja los bulbos del clítoris, el periné y la esponja uretral, así como en el fondo el cérvix.

A menudo cuando se usa la penetración se hace reproduciendo un modelo falocéntrico o para que nos entendamos, el clásico «mete-saca». Este estímulo puede funcionar bien para el pene, pero para la vagina tal vez resulte bastante anodino y, por ende, tras unos cuantos mete-saca, tu cabeza ya está diciendo: «Pues no noto nada». Porque el pene resbala en la entrada vaginal entrando y saliendo sin estimular del todo la parte realmente sensible: el clítoris.

«¿Y cómo hay que hacerlo?», te estarás preguntando.

No voy a contarte nada que no sepas, que no hayas experimentado ya o que no hayas pensado, aunque, quizá, lo hayas reprimido. Al tener penetración, tu mente seguro que ha considerado hacer aquello que se supone que tienes que hacer, aprendido de esta sexualidad coitocentrista que nos enseña el porno. Pero si pusieras la mano en tu corazón, si te dejaras de complacencias y de «quedar bien» e hicieras lo que realmente deseas para sentir placer... lo que harías sería un movimiento de vaivén y no de mete-saca. Piensa en cómo te moverías si estuvieras muy excitada, tuvieras un pene en la vagina y quisieras buscar el máximo placer en el movimiento, en las sensaciones.

¿De verdad saltarías encima de un pene?, ¿de verdad, realizarías un mete-saca? ¿O más bien te moverías de forma que toda la vulva, y así la parte más distal de la vagina, se estimulara? No son dos cuerpos que chocan, sino que se acompañan, se mecen y se frotan sin perder de vista el clítoris en todo este meneo.

Como he dicho antes, la vagina es un gran órgano de nuestro cuerpo. Me encanta descubrir a las mujeres las características de la vagina. Te animo a practicar una penetración centrada en tus sensaciones y en lo que te pide el cuerpo. Un poquito de egocentrismo en el sexo te va a venir de lujo.

Dicho todo esto, espero que hayas tenido una vida sexual capaz de centrar el placer en lo que tú necesitas y no seas solo un cuerpo que recibe envestidas. En el primer caso, no poder tener penetración vaginal te va a fastidiar más, claro. En el segundo, simplemente no vas a poder hacer más aquello que hasta ahora podías hacer sin pena ni gloria. Quizá ya no puedes «cumplir más». Vivimos, a menudo, el sexo como una mochila cargada de complacencia, de tener que ser y servir, que llegado este punto nos pesa demasiado.

Con este capítulo, desde luego, te animo a tomar las riendas de tu placer, sea cual sea tu momento. Si no tienes molestias, practicas el sexo sin dificultades, pero el coito no es para ti, prueba a hacer cambios como los que te he propuesto. Si el coito está siendo complicado porque tienes molestias debido a la menopausia y no encuentras consuelo en los tratamientos que te han aconsejado, recuerda que quizá ha llegado la hora de hacer cambios. A lo mejor tu cuerpo te está diciendo que por aquí ya no es.

Ha llegado el momento de dejar atrás la obligación de cumplir, el hacer algo porque se supone que tienes que hacerlo, aunque te esté haciendo daño o no te aporte nada. El sexo debe cambiar, pero siempre teniendo un fin muy claro, que es el placer. Si este no es el centro, entonces algo estás haciendo mal. No realizar el coito no significa no tener placer. No tener penetración no entraña rendirse.

Quizá ahora más que nunca debes (debemos) alzar la voz para decir: «Necesito otras cosas; no encuentro placer en este camino; no tengo por qué hacer algo que no me gusta y que no es eficaz. Esta sexualidad no me pone en el centro. Quiero ser la protagonista de mi placer. Hasta ahora me iba bien, pero necesito otras cosas. Lo sé, lo reconozco, y es por ello por lo que lo cambio».

Tal vez, la experiencia, los años y la sabiduría que nos han traído hasta aquí y alcen la voz lo suficiente para cambiar nuestro discurso, para no ser más un instrumento ajeno y asumir nuestra propia forma de transitar en el placer a lo largo de nuestra vida. Sin exigencias, sin presiones, sin obligaciones.

No tiene sentido echarle un pulso a la vida, a los años y al paso del tiempo ni querer mantener el mismo sexo que practicabas con treinta años de por vida. No tiene sentido obsesionarnos con un sexo coital que, además, puede que no sea placentero. No tiene sentido empeñarnos en mantener la vagina inquebrantable cuando esto probablemente sea imposible.

Lo que sí parece tener sentido es plantarle cara a una sexualidad coitocentrista, falocéntrica y centrada en el placer masculino y no en el nuestro. Demasiado tarde vamos ya. Sal del bucle, despierta, pasa tu duelo y reinvéntate. Rompe con las reglas que creías establecidas.

¿Es quizá la menopausia la oportunidad que estabas esperando?

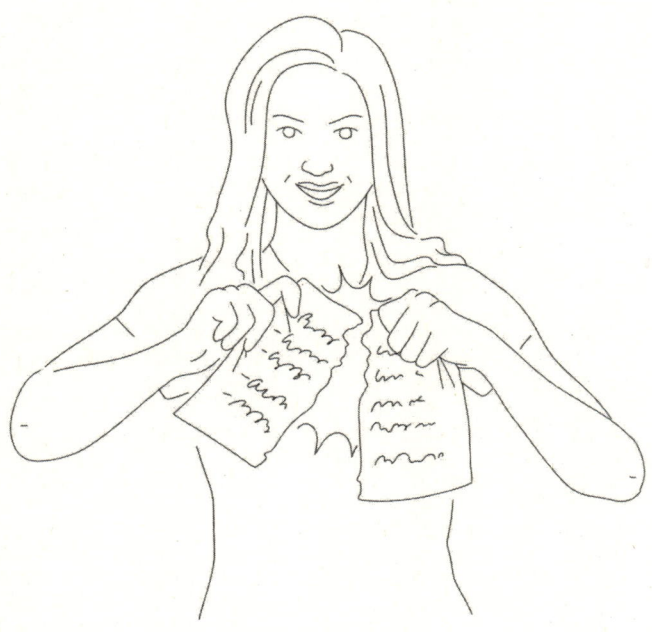

DATO CURIOSO

Es peculiar cuando menos la idea que subyace en la sociedad de que cualquier cosa que entre en la vagina es susceptible de producir placer. Si nos remontamos unos siglos atrás, la salud ginecológica de las mujeres era mediada por preceptos ideológicos, de manera que el uso de un espéculo vaginal para el examen ginecológico era una herramienta a menudo restringida, debido a la creencia de que introducir algo en la vagina, aun siendo para una exploración médica, podría producir placer. Y claro, esto de alguna forma haría a las mujeres adictas a las exploraciones ginecológicas. Toda persona con vagina y que se haya sometido a una exploración con un espéculo sabe que no hay cosa más ridícula.

La aparición en el mercado occidental de las bolas chinas hace unos veinte años fue un hito en la salud sexual de las mujeres. De repente estos artilugios supusieron hablar públicamente de la vagina de las mujeres, cosa que no se estilaba demasiado hace veinte o veinticinco años. Empezaron a surgir con fuerza las bolas como método de mejora de la musculatura del suelo pélvico, con la promesa de revolucionar la vida sexual de las mujeres. Incluso circulaban testimonios, en mi opinión falsos, de mujeres que aseguraban sentir placer y un orgasmo fácil introduciendo las bolas en la vagina y practicando actividades de la vida diaria. Piensa que, de repente, en el imaginario colectivo había mujeres en el supermercado con unas bolas chinas puestas que, entre el pasillo de los lácteos y las latas de atún, tenían un orgasmo irremediable producido por las bolas chinas. Algo así como «un orgasmo sin querer».

¿Perdonen? Está claro que cualquier artilugio que usemos a modo erótico es susceptible de causar placer, pero para ello hay que usarlo digamos de un modo consciente. Las bolas chinas quedan colocadas en la vagina y apenas se notan y ni mucho menos producen placer o un orgasmo sin querer. Esto no es más que la herencia de una sexualidad falocéntrica y errónea, que sitúa el placer femenino en la vagina, y en la que algo externo de alguna manera despierta, activa o proporciona placer vaginal sin que, además, nosotras participemos de ninguna manera. Sexualidad falocéntrica y encima pasiva, es decir, que las mujeres tengamos placer, sí, pero proporcionado por algo o alguien externo y a través de la vagina.

Así que, de algún modo, como era normal con el modelo sexual imperante del momento, la vagina era una parte del cuerpo con un potencial erótico facilón.

> Si con unas bolas se puede conseguir esto, ¿qué no se conseguirá con una penetración? Esto perpetuó, y me atrevo a decir que aún se mantiene la idea de que las mujeres que no consiguen placer vaginal de alguna forma están «defectuosas» o no son «tan habilidosas».

CASO

N. era una mujer de cuarenta y ocho años en plena perimenopausia, ya que todavía no le había desaparecido su menstruación. Estaba teniendo algunos desarreglos menstruales, pero sin ninguna sintomatología más allá de los ciclos irregulares.

Llegó a la consulta del ginecólogo alegando algunas dudas sexuales, por lo que la derivaron a mi consulta.

El caso de N. es un tanto especial, pues sus dudas no surgían de la menopausia, sino de una vida sexual prácticamente inexistente hasta entonces.

N. se casó muy joven, y el matrimonio le duró bien poco. Su marido falleció por un accidente a escasos cinco meses después de casarse y no había tenido ninguna otra pareja. No tuvo apenas encuentros sexuales antes de casarse, nadie le había contado nada sobre las relaciones, y el sexo recién casada fue bastante insulso. Recordaba excitarse bastante, tener coito algo doloroso primero y sin demasiado placer después.

Además, por lo que me contaba, su pareja no la trató demasiado bien, haciéndola sentir que el sexo era malo por su culpa, así que arrastraba un terrible sentimiento de inferioridad sexual. Por las cosas de los pueblos, una vez viuda no había encontrado la forma de volver a tener ninguna otra relación. Primero por el duelo hacia su pareja, y después por un terrible sentimiento de vergüenza e inseguridad.

«Soy una mujer de cuarenta y ocho años a la que todo el mundo presupone saber de sexo, pero la verdad es que no sé nada. Sé menos que una niña de veinte años —me confiesa—. Han pasado muchos años y me apetece salir y conocer gente, pero no sé cómo tener relaciones sexuales. No sé qué hacer ni cómo debo comportarme. Cualquiera se dará cuenta de que no sé nada».

Efectivamente, a N. le faltaba mucha educación sexual, experiencias y construirse como la mujer sexual que es. La inseguridad y la poca educación sexual le impedían iniciarse en las relaciones sexuales. Por suerte, no le impidieron pedir ayuda.

Poco a poco, fue conformando su erotismo a través de las fantasías. Trabajando en relatos, novelas y películas consiguió cultivarlas muy bien. Adquirió experiencia en la excitación y practicó el dejarse llevar por la excitación a través de la masturbación. Consiguió sus primeros orgasmos, y se dio cuenta de que las pocas relaciones sexuales que tuvo fueron malas, no por su culpa sino porque nada tenían que ver con su placer. Algunos magreos y un coito de mete-saca no eran lo que ella necesitaba con veinte años, y tampoco lo que había descubierto de su placer ahora.

N. estaba muy contenta con lo aprendido, y con cómo ahora sí podía disfrutar de todo. Obviamente también llegó el momento de tener relaciones sexuales con otra persona. Conoció a un hombre que le gustaba, no desde el enamoramiento, ni para formar pareja, pero decidió que no quería dejar de experimentar el sexo con otra persona. Tuvo pocos encuentros con él, pero venía cada vez más decepcionada, ya que no conseguía encontrar las mismas sensaciones que con la masturbación. Era franca con él. No llegaba a conseguir un orgasmo. En el sexo que mantenían repetían un guion muy preestablecido donde él tomaba la iniciativa, anulaba cualquier intento que ella hacía de dirigirse a otras cosas con las que sí disfrutaba.

Un día me dijo: «Yo creo que él no sabe».

Efectivamente él no sabía. «Él no tiene que saber lo que a ti te gusta —le dije—. Es lógico porque cada persona es diferente. Tiene que dejarte ser tú, y no lo hace. Tiene que aprender de ti, y no se lo permite. No deja que tú te muevas como quieres moverte, no deja que le digas lo que necesitas, no deja que tomes las riendas. Y así es imposible. No eres tú, es él», le dije.

N. es una mujer en plena perimenopausia que experimenta con su cuerpo, sus sensaciones y su sexo sin ninguna limitación más que imposiciones de una sexualidad normativa que no la deja ser.

Ya recibió el alta de mi consulta. Yo no le puedo enseñar nada más.

Moraleja: no hay ningún motivo por el que, llegada una edad, una mujer no pueda disfrutar del sexo. Las mujeres necesitan espacio para ser ellas mismas y permitirse disfrutar. Cuando este espacio no existe, la menopausia no supone sino una traba más en el camino.

7

¡OH, SÍ! EL PLACER, TRATAMIENTOS Y NUEVOS OBJETIVOS

Hablar de menopausia está de moda. No sé si te has dado cuenta, pero la menopausia ha pasado de ser la gran olvidada al tema del que todo el mundo habla. Y supongo que esto irá en aumento. No puede ser de otra manera, pues creo que somos las mujeres de una generación a las que nos toca hacer de esto una revolución. Son necesarios un nuevo enfoque y visibilización, no desde la enfermedad, sino desde la salud y el positivismo.

Al igual que la menopausia, el sexo también es un tema de moda. Hablar de sexo vende, eso ya lo sabemos. A su vez, cada vez hay más profesionales de la salud comentando la sexualidad de la mujer menopáusica, y esto me parece genial. Aun así, me enfada sobremanera que hablar de la sexualidad de la mujer menopáusica se centre o se reduzca a mencionar los tratamientos de la atrofia vulvovaginal, que, si bien es un aspecto importante y no se puede despreciar, no es el único.

Los problemas de las mujeres no se pueden reducir al estado de sus vaginas o a las cremas que podamos aplicar, ni atender la sexualidad puede recaer en poner las esperanzas en un simple lubricante.

Reducir la sexualidad de las mujeres menopáusicas al tratamiento de la atrofia vulvovaginal es abordar solo un aspecto, pero olvidando que el consejo y abordaje sexológico no se puede jamás acotar solo a esto.

A mí me gusta poner símiles y ejemplos de otras áreas de la vida para poder entender que la sexualidad no deja de ser otro aspecto más en el que confluyen varios matices, y que es imposible tratar de una manera reduccionista.

Imagínate a una mujer que llega a la menopausia con artrosis en la rodilla, lo que le produce dolor y reduce su calidad de vida. Piensa que una de las posibles soluciones sería hacer ejercicio físico para fortalecer los cuádriceps y así lesionar menos la articulación. Por favor, si eres profesional de este tema, no tengas en cuenta los errores en este ejemplo, puesto que, dicho sea de paso, no tengo ni idea de rodillas. Pero creo que es plausible imaginar un problema de este tipo en el que gran parte de la solución fuera hacer más ejercicio físico para fortalecer la musculatura.

Imagina que dar esta solución fuera correcto, sin tener en cuenta la gran cantidad de aspectos biopsicosociales que llevan a esta persona a no hacer ejercicio a pesar de lo recomendado. No considerar que tal vez es una persona que jamás ha hecho ejercicio, que tiene malos hábitos alimentarios, que es cuidadora de otras personas, que no tiene dinero para apuntarse a un gimnasio o tener un entrenador personal, o que, puede que tenga otras enfermedades que la limitan en otros aspectos sería demasiado reduccionista. En esencia, la recomendación de practicar ejercicio físico está bien, pero no es lo único que debemos tener en cuenta. Y, por tanto, a pesar de ser un buen consejo, puede no servir de nada, porque se queda tremendamente corto en el abordaje de su problema.

La mayoría de las guías que nos hablan de sexualidad en la mujer menopáusica se centran en los tratamientos del síndrome genitourinario del que ya hemos hablado. Es cierto que esto es importante, ya que afectará a un gran número de mujeres que presentarán dolor, sobre todo coital, en sus relaciones sexuales.

Aun así, reducir el abordaje de la sexualidad menopáusica a la atrofia es, en mi opinión, extremadamente reduccionista. Además de que no en todos los casos será el único factor que tratar, ni por desgracia, aunque esto fuera así, la medicina puede poner remedio siempre que esto ocurra.

Además de los tratamientos en cremas y fármacos para el SGM, de los que ya hemos hablado, en la mayoría de guías encontramos la recomendación de mantener la actividad sexual para la prevención del mismo, así como para ayudar al tratamiento. Cierto es que excitarse, lubricar y tener orgasmos ayuda a que llegue mayor cantidad de riego sanguíneo, y por tanto a oxigenar los tejidos genitales. De alguna manera, esto hace que tu vagina, vulva y clítoris estén en forma. Ya sabes que lo que no se usa..., se oxida. Así que esta es una buena recomendación.

Sin embargo, al igual que en el caso de la rodilla, tras este certero consejo hay mucho más que decir.

Por un lado, pensar que todo el mundo entiende lo mismo cuando decimos «actividad sexual» es mucho suponer. Se trata de un concepto demasiado heterogéneo, ambiguo y variable, al igual que, por ejemplo, cuando recomendamos mantener una «alimentación saludable». Creer que todo el mundo entiende por igual lo que es, o debería ser, una «alimentación saludable» es una utopía. Y si esto ocurre con algo tan común como la alimentación, imagínate con algo que está en el más profundo tabú todavía como es el sexo.

A menudo, tras esta recomendación no nos damos cuenta de que la mayoría de las personas se centrarán en mantener una actividad sexual predominantemente coital, porque es la establecida como normativa. Una vez, más «sexo» y «penetración» se usan como sinónimos, cuando no debería ser así.

La actividad sexual también es la masturbación sola o acompañada, el sexo oral o el uso de un juguete. Pero si decimos solo «Es bueno tener actividad sexual para ayudar a prevenir o tratar el SGM», es fácil que se entienda que hay que mantener el clásico mete-saca. Y esto es rotundamente falso.

Por ello, será necesario reforzar conceptos básicos de educación sexual, porque en caso contrario puede que estemos dando una recomendación que poco beneficie a quien la recibe. Déjame que me explique: mantener el coito cuando este es doloroso por el SGM lo único que hará será perpetuar el dolor, que la experiencia sea negativa y el resultado del sexo frustrante. Esto afectará negativamente no solo de una forma física, sino mucho más allá.

Una vagina con atrofia tiene un tejido menos elástico, más débil, que se irrita con más facilidad, se erosiona y agrieta y que, en resumen, sufre con el mete-saca coital. Cuando se produce una penetración dolorosa, a veces repetidamente durante largo tiempo, habrá toda una musculatura que se contraerá a su alrededor. Se producirá una contracción refleja al dolor de los músculos del suelo pélvico. Entonces tendremos dos problemas: la atrofia y la disfunción muscular. Las mujeres expresan todo esto como si la vagina se cerrara y fuera imposible de penetrar. De alguna manera la vagina se «atrofia» y el cuerpo se cierra.

Tras una penetración dolorosa, se generará ansiedad anticipatoria al encuentro sexual, con sentimientos de malestar y de frustración. Así que esta experiencia afectará a toda la respuesta sexual, ya que es imposible desear, excitarse y lubricar sabiendo que el sexo te va a doler.

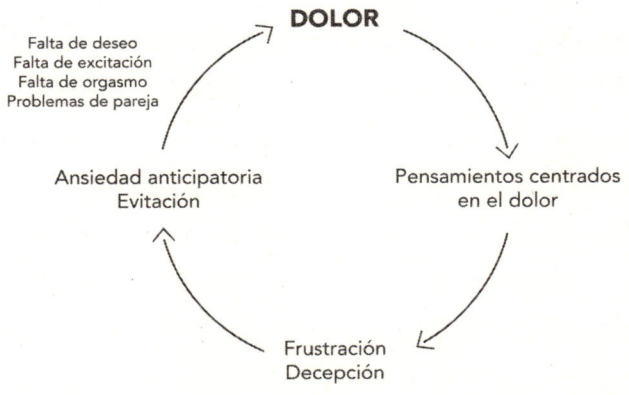

Algo que a menudo me sorprende que tenga que repetir es la idea de que nadie tiene ganas de hacer algo cuando le va a doler. Es habitual mantener pensamientos centrados en el dolor: «Esto me dolerá», «Otra vez tendré dolor»…

Por tanto, si tu actividad sexual te resulta dolorosa, debes tener en cuenta que no es la que debes mantener, no te reporta ningún beneficio.

Huir del dolor es completamente necesario.

De nuevo, y perdona que repita esta idea de forma incansable, el sexo es mucho más que coito. Y si durante toda nuestra vida sexual no hemos sido capaces de descoitalizar nuestro sexo, ahora, llegadas a este punto, será inevitable hacerlo.

Sería interesarte preguntarnos: ¿Por qué se mantiene una actividad que es dolorosa? ¿Qué hace que, a pesar del dolor, se lleve a cabo una acción que está en el extremo contrario al placer?

En mi experiencia hay tres escenarios posibles ante este dolor. Uno: probar y probar y probar a tener coito a pesar del dolor y de la insatisfacción que esto produce. Esto ocurre bien por la presión que ejercemos nosotras mismas ante la idea de «cumplir con el sexo que se supone que debemos ofrecer», o bien por la ejercida por parte de la pareja para mantener la penetración.

El segundo escenario posible es cerrarse en banda a mantener sexo de ningún tipo porque si no hay coito, no hay dolor. Y por tanto se elimina cualquier actividad sexual.

Y la tercera posibilidad es, sin duda, tener sexo que evite aquella práctica que es dolorosa, pero mantenga todo lo demás centrado en el sexo, en el placer. La menopausia no tiene que ser el fin del placer, pero quizá sea el fin del sexo que hasta ahora has tenido.

Quizá dispongamos algún día de estudios sobre cómo afecta la menopausia a las mujeres que son capaces de mantener un sexo placentero toda la vida. Tal vez esto solo pasará cuando tengamos la educación sexual suficiente para aplicar estrategias efectivas desde los primeros años de vida sexual y para siempre.

Hacer adaptaciones y cambios en nuestra vida sexual puede ser un duelo a la vez que una oportunidad.

Actividad sexual como recomendación

Teniendo en cuenta que el sexo empieza en la mente y que recorre y atraviesa todo el cuerpo y no solo los genitales, la actividad sexual no debería encasillarse ni enmarcarse únicamente en ellos ni mucho menos en la vagina.

El concepto de «actividad sexual» es muy variable y diverso, pero desde mi punto de vista, podría mantenerse desde practicar con la mente una fantasía hasta ese tan conmemorado coito vaginal, pasando por un sinfín de puntos intermedios y de prácticas diversas que pueden considerarse eróticas y/o sexuales.

Cuando hablamos de actividad sexual significa todo aquello que, de alguna manera, en mayor o menor medida, te conecta con la erótica.

Si entre todas hiciéramos lo que se llama lluvia de ideas, veríamos que para cada una de nosotras la erótica desemboca en cosas diferentes.

Te dejo un minuto para que hagas una lista mental, o bien en una libreta, de actividades que para ti pueden ser eróticas. No tengas miedo, ni pudor, ni censura, y pon la imaginación a tu servicio.

En esta lista bien podrían estar una ducha sensual y erótica, disfrutar de una fantasía, ver una película erótica, un magreo en el sofá, unos besos apasionados, una masturbación apresurada, una alcachofa de la ducha masajeando tus genitales, usar un vibrador tras un baño de espuma, una masturbación en pareja, un masaje de aceite, el sexo oral, un masaje de pechos, y un largo etcétera.

La actividad sexual puede y debe ser variada. Y esto es saludable para nuestra sexualidad, nuestra mente y nuestros genitales. Porque cualquier actividad que nos acerque al placer, a la lubricación y a la excitación estará manteniendo en forma aquello que queremos.

Cultivar nuestros registros eróticos para llevarnos a pequeños momentos de placer sexual es lo que, sin duda, te propongo cuando te recomienden practicar la actividad sexual.

Y si conseguimos que estos vengan ligeros de presiones, agobios y complacencias, y bien cargados de placer y amor (propio siempre), mejor que mejor.

El objetivo principal tiene que ser buscar placer. Este es un concepto muy amplio que debes definir en primera persona y que nadie puede acotar por ti. Los caminos del placer son infinitos, personales y no deben recibir censuras.

Te propongo un ejercicio en el que imagines una balanza de esas antiguas con dos platos, uno a cada lado, donde lo que pones en uno la inclina en ese sentido. Imagina que es la balanza de tu vida sexual, la del placer sexual diría yo. Piensa también que un plato es el de las cosas negativas del sexo en este momento de tu vida. Este ejercicio puedes hacerlo en cualquier momento, pero quizá ahora en este plato puede estar el dolor, la exigencia, la frustración, la falta de sensaciones, las dificultades para alcanzar el orgasmo, etcétera.

Ahora imagina que en el otro plato pones cosas que inclinan la balanza hacia el placer, es decir, aquellas que sí te funcionan o que te acercan a gozar de esta parte de ti y que le ganan al dolor, a la frustración, al sexo sin gracia, sin sensaciones. Pon en este plato lo que necesitarías para conseguir placer. Todo ello es la actividad sexual que debes tener, lo que pesa, aquello que cuenta. Cuando pensamos en la actividad sexual debemos considerar lo que hay en este lado de la balanza.

Como ves, no se puede generalizar, porque cada persona hará este ejercicio de una manera diferente. Te animo a construir imaginariamente tu balanza sexual.

DATO CURIOSO

Hace ya unos nueve años se inició un proyecto que creo innovador y con un punto de vista bastante nuevo que te comparto, puesto que considero que merece la pena y que a la vez puede resultarte bastante curioso.

«*Oh my god, yeees!*» es una de las frases que más se escuchan en la cama. Una que podría expresar perfectamente ese momento de placer intenso en el que la estimulación está siendo adecuada.

Tras varias conversaciones sobre lo poco que se sabía del placer femenino, y los pocos estudios que había que nos contaran sobre él y qué les funciona a las mujeres para alcanzar el clímax, Lydia y Rob, dos estadounidenses, crearon una *startup* que llamaron OMGYes. En ella se recopilaron miles de relatos de mujeres que cuentan con todo lujo de detalles qué les funciona para alcanzar el orgasmo. Vieron en esto el potencial de vislumbrar, por un lado, algo sobre lo que no había documentación suficiente y, por otro, exportarlo como inspiración a otras personas alrededor del mundo. Obviamente, consideraron esto una línea de negocio clarísima. Falta educación sexual, el sexo es un tabú, de manera que la gente no cuenta sus vivencias, así que hay poca representación de la realidad del placer femenino. Pero el sexo es, a veces, algo en sí mismo incongruente, ya que consiste, por un lado, en un tabú y, por otro, todo lo que tiene que ver con el sexo y el placer vende. Y lo hace a lo grande. Porque más allá de la vergüenza y el tabú, el sexo le interesa a todo el mundo.

Pensaron que a muchas personas les podría interesar aprender sobre cómo alcanzar el orgasmo, mejorar o expandir su placer a través de relatos de otras mujeres en primera persona. No se equivocaron.

En su página web, puedes encontrar la recopilación de veinte mil testimonios de mujeres de entre dieciocho y noventa y cinco años en varios estudios en colaboración con la Universidad de Indiana y el Instituto Kinsey. En ella hallarás diferentes técnicas, a algunas de las cuales les han tenido que poner nombres nuevos para poder describirlas, porque pueden parecer inusuales para alcanzar placer. Está destinada a todas aquellas personas que quieren aprender sobre el placer femenino.

Te aconsejo que le eches un vistazo y decidas si para ti puede ser una inversión en tu placer. Su lema es: «El tabú no ayuda a nadie». Yo estoy de acuerdo, ¿y tú?

CASO

M. era una mujer menopáusica que, a pesar de haber tenido una buena vida sexual anterior, estaba teniendo problemas para la penetración.

Ella se había cerrado a la posibilidad del coito, porque le dolía demasiado. Estaba dispuesta a tener sexo, si no había penetración, puesto que era consciente de que para el placer no la necesitaba. Pero su pareja masculina parecía no querer entender esto como una posibilidad. De manera que, aunque su pareja decía que la entendía, cuando tenían sexo terminaba insistiendo tanto que ella optó por dejar de tener sexo.

«Dice que me entiende, pero siempre que tenemos sexo, lo intenta. Y yo nunca estoy tranquila, porque sé que él al final va a querer. Y es algo que no puedo hacer. Me duele. No es que no quiera, es que no puedo».

M. acudió a su ginecólogo, quien le prescribió algunos tratamientos como hidratantes, lubricantes y estrógenos locales que aliviaron durante un tiempo las molestias, pero no del todo, sin poner solución definitiva.

Ella se sentía muy frustrada con el tratamiento, puesto que a pesar de que habían mejorado el escozor y ardor que sentía, el coito seguía siendo molesto y le ocasionaba problemas sexuales y de pareja.

En una de las consultas que tuvimos vino a verme sumamente enfadada con el ginecólogo y la última visita que había tenido con él.

Acudió con su marido a la consulta ginecológica con la esperanza de que él comprendiera mejor el problema que tenía y de que viera que no se inventaba el dolor que sentía. Porque de alguna manera subyacía en ella la idea de que su marido no se creía su malestar.

Cuál fue su sorpresa cuando esta vez la solución propuesta por el ginecólogo fue una crema anestésica puesta en la vagina unos quince minutos antes del sexo. Todo esto mientras añadía la sentenciadora frase: «Tener sexo te viene bien para la atrofia, pero tú también tienes que poner de tu parte y relajarte un poco». Tuvo que contenerse para no llorar ahí mismo, en la consulta. Al salir, su marido le dijo: «¿Ves? Es que tienes que hacer un esfuerzo».

Ella venía enfadada con el ginecólogo, con su marido y con la vida. No solo le había recetado una crema para anular las sensaciones genitales, ya que un anestésico no solo anulará el dolor, sino también cualquier posibilidad de placer, sino que, además, le había dado a entender que solucionar su problema dependía en gran medida de ella, y que tener o no coito dependía de que se relajara.

«Laura —me dijo—, me he sentido ignorada e incomprendida. Como si el ginecólogo hubiera mirado más por mi marido que por mí. Como si yo tuviera la culpa de mi dolor. No voy a anestesiarme para que él pueda meterla sin sentir yo nada. No pienso volver a esa consulta. Y ya le he dicho a mi marido que se compre una muñeca hinchable si este es el sexo que quiere tener».

Moraleja: abordar los problemas sexuales de las mujeres debe ir encaminado a la sexualidad de las mujeres, no a perpetuar los privilegios sexuales de sus parejas. Y, por otro lado, las mujeres no son tontas, oye, y anestesiarse el cuerpo para tener coito no debería ser una opción.

Podríamos comentar muchas cosas del caso de M. Por un lado, esto pone de manifiesto que este tipo de consultas ginecológicas tienen un enfoque no solo erróneo, sino violento para las mujeres. Muy a mi pesar este no es el único ejemplo que puedo poner de este tipo de casos en consulta médica. No se puede tratar la sexualidad de las mujeres con el objetivo de que sigan complaciendo a sus parejas. No se puede tener una consulta ginecológica como si se tratara de un par de colegas haciendo chistes burdos sobre su mujer en un bar. Necesitamos incorporar a la sanidad una sexualidad con una correcta perspectiva de género, o con profesionales formados y consultas específicas. Por desgracia, la medicina en general ha considerado poco importante la sexualidad como parte de la salud, y la gran mayoría de médicos y enfermeras no están debidamente formados. En mi opinión solo caben dos opciones posibles: o bien el personal sanitario se forma para poder atender a la sexualidad, o de otra forma derivan a especialistas en sexología lo que no saben atender. Esto que a mi parecer es obvio, no se lleva a la práctica en la gran mayoría de ocasiones. De lo cual resulta o bien la no atención a la sexualidad de las mujeres, o bien la mala atención a la misma. Lo ideal sería que los profesionales de la salud supieran abordar temas básicos de sexualidad humana.

¿A quién beneficia la intervención médica en el caso de M.?, ¿a la paciente o a su pareja? Basta de violencia y machismo en las consultas sanitarias.

Por otro lado, es frecuente la idea que M. plasma en su historia. Ella de alguna manera intentó que su marido fuera a la consulta para que comprobara que su problema tenía un origen médico, que no se estaba inventando su dolor. Resulta desgarrador comprobar la incomprensión que tienen muchas mujeres por parte de sus parejas cuando expresan dolor. Es como si, de alguna forma, necesitaran de una opinión médica, alguien externo que certifique y corrobore que el dolor que dice que tiene existe de verdad y que no es una excusa para no tener sexo. Esto que te estoy contando es tan aterrador que me cuesta incluso expresarlo. Desde luego estarían en todo su derecho al poner las excusas si fuera necesario. Cuando no quieres hacer algo no lo haces, pero que no te crean es muy duro.

En mi consulta hay una pregunta que siempre hago. Y la formulo varias veces y de manera distinta para estar segura de que no se escapa este detalle: ¿tu pareja entiende lo que te está pasando?, ¿te insiste en tener coito?, ¿te sientes comprendida con tu dolor?, ¿necesitas que ponga en un informe que no puedes tener penetración?

He tenido que apuntar en decenas de informes: «El dolor durante la penetración se explica por la atrofia vulvovaginal. Es preciso no tener coito». Las mujeres necesitan con demasiada frecuencia un papel que ponga lo que tienen y que no pueden practicar sexo con penetración. Porque su opinión, lo que ellas expresan, no es suficiente. Es terrible, pero es así. Algunos hombres creen que el sexo se basa en abrir las piernas y que esto debe seguir siendo así a no ser que médicamente haya algo que lo impida. No vale con que ella diga que le duele o que no quiere. En este reinado masculino hay una idea inquebrantable: si físicamente tu vagina puede, debes cumplir. Repito: terrible.

Así que solo escucha esto con atención: cuando una mujer dice que siente dolor, lo siente. Cuando una mujer dice que no quiere, no le hace falta justificar el porqué. Una mujer no necesita un informe médico que respalde lo que dice ni una razón para decir que no.

Añadiré, por si quien me está leyendo es enfermera, matrona o médico especialista en ginecología, que la exploración ginecológica, valorando la atrofia de la vulva y la vagina que podamos hacer, es una apreciación subjetiva. Aun usando algún tipo de criterio visual que se supone objetivo, lo que debe prevalecer es la experiencia que nos cuenta la mujer cuando tiene sexo. Si a pesar de ver la vulva con una atrofia leve o moderada, si a pesar de poder realizar un tacto vaginal o introducir un espéculo sin dificultad, la mujer dice que tiene dolor, es así. Y será necesario valorar en profundidad y en conjunto la situación. Pero nunca nunca nunca podemos invalidar lo que dice ella que le ocurre.

De este capítulo me gustaría que quedaran claras algunas cosas:

- No tenemos tratamientos hoy en día que puedan resolver el cien por cien de los problemas genitales llegada la menopausia. Intentarlo y no ignorarlos es necesario, pero entender que requieren un abordaje más completo también.

- La medicina es demasiado a menudo coitocentrista y machista. Debemos como sanitarios revisar nuestras propias creencias, valores y aptitudes en la consulta que resulten violentas para las mujeres.

- Es imprescindible analizar qué tipo de relaciones sexuales se están llevando a cabo para intervenir en aquellas cuestiones que van más allá de un problema estrictamente hormonal o médico, pero que por el contrario afectan de igual forma a la vivencia de la sexualidad. Son necesarias consultas específicas de consejo sexual.

- Mantener la actividad sexual es beneficioso para la salud genital, pero es necesario trabajar socialmente, a través de la educación sexual, o de forma individual en lo que significa «actividad sexual» y ser conscientes de que debemos alejarnos de conceptos tan limitantes como el coitocentrismo o la sexualidad complaciente para ahondar en el placer como objetivo principal de la actividad sexual.

8
PENES ABAJO

En este capítulo hablaremos de ellos. A pesar del título, esto no pretende ser un alegato para conseguir que todos los penes se extingan de la faz de la tierra ni es una cruzada contra los hombres ni mucho menos. Pero sí pretende ser una reflexión contra la masculinidad hegemónica. Porque, si somos sinceras, en el contexto de las relaciones y el sexo heterosexuales, no nos queda más remedio que admitir que no todo lo que ocurre es responsabilidad nuestra. Por más que nosotras trabajemos, cuidemos y reivindiquemos una serie de cuestiones que nos atañen directamente, cuando nos relacionamos con otras personas, debemos poner el foco también en ellas. En este caso, en ellos.

Es por esto por lo que este libro también va a dirigido a ti, hombre que muy acertadamente has decidido apostar por aprender sobre ello. Dicho esto, no soy experta en penes, aunque tampoco tengo nada en contra. Simplemente hace mucho tiempo que decidí no hablarles a los hombres directamente, y su sexualidad, porque cuando lo hacía atraía a un público masculino que, por decirlo de alguna manera, me violentaba mucho. Siempre cuento a quien me pregunta por qué no hablo de sexualidad masculina, y es que, cuando lo hacía, recibía mensajes, proposiciones, fotos de partes del cuerpo que no me interesa recibir. En ellos me sexualizaban a mí diluyendo el mensaje que quería transmitir. Decidí dejarlo como causa perdida y hablar solo de sexualidad femenina, siendo del todo consciente de que, en el contexto de las relaciones heterosexuales, en el que soy experta, hay una parte que se queda huérfana de aprender o, mejor dicho, desaprender, para poder relacionarnos mejor. Por suerte hay otros profesionales de la sexología que hacen esta labor estupendamente. Por ejemplo, mi compañera Ana Lombardía tiene un maravilloso libro orientado a ello llamado *Hablando con ellos. La sexualidad de los hombres hetero*, que recomiendo encarecidamente.

A pesar de que no es de los penes en sí de lo que quiero hablar (o sí, ya veremos), me vas a permitir que los aluda, ya que son los máximos exponentes de la sexualidad forjada bajo lo masculino, que es en realidad la razón de este capítulo. Porque nuestra sexualidad, y más en relaciones heterosexuales, se topa justo de frente con la masculina. Dos caras de la misma moneda que en este caso deben convivir. Cierto es que no todos los penes viven bajo el manto de lo masculino, ya que, por suerte, no todas las personas con penes siguen los horribles e impuestos cánones de la sexualidad masculina. Y no me refiero tan solo a personas no binarias o trans que, aun teniendo pene, no se identifican como hombres, sino también a hombres con pene que intentan huir de esta masculinidad tóxica que no les permite salirse de ciertos cánones que, ahora veremos, no les benefician nada.

El pene del clásico hombre hetero es como el niño mimado de toda esta historia (ah, pues mira, sí voy a hablar de los penes), el niño rico al que no se le discute ni se le niega nada. Porque si alguna vez se nos ocurre bajarlo del pedestal, se enfada, se frustra y patalea. Pobrecito.

Un pene, tal como dicta la sexualidad masculina mediante la socialización de género, es alrededor de lo que gira la sexualidad de la pareja heterosexual. Las prácticas de las que hemos hablado, que cumplen el guion establecido, están orientadas a satisfacer su placer y no el nuestro. Por supuesto, se le presupone incansable, siempre dispuesto e infalible, así como conocedor de lo que otros cuerpos necesitan.

Este injusto privilegio de ser el que recibe todas las atenciones y domina la escena sexual no se les puede arrebatar fácilmente. Cuando una mujer quiere decir lo que necesita, debe hacerlo con cuidado y sigilo, porque la sexualidad masculina se ofende rápido. Cuando una mujer toma las riendas, se arriesga a que se la tilde de «demasiado experimentada», y eso está mal visto. Y con ello, podrían verse minusvalorados. En cambio, a ellos nunca se le presupone demasiada iniciativa, sino que está incluso alentada como signo de vitalidad, de buena salud sexual.

Los penes siempre viven alegremente erectos, como si este fuera su estado natural. Esta erección se ve como el máximo exponente de la capacidad sexual, del vigor y de la potencia. De alguna manera también de la juventud. ¿No os da la sensación de que los penes nunca parecen envejecer?

Puede que percibamos todo esto solo como un beneficio o una ventaja, pero en realidad es un auténtico lastre para ellos.

Por supuesto, los mayores mitos en torno a la sexualidad masculina son, por un lado, la erección potente, duradera y que nunca falla, que va unida al deseo sexual, al que se le atribuyen los mismos adjetivos.

Por otro, el tamaño del pene. Leí un artículo en la revista *Men's Health* titulado: «Qué es el síndrome del vestuario y cómo afecta a tu pene», que hablaba sobre cómo los hombres se comparan el tamaño del pene en el gimnasio y viven como una carga tener un pene pequeño. Yo no me dedico a la sexualidad masculina precisamente porque me harté de mensajes de hombres que se medían el pene y me preguntaban si tener X centímetros era normal. Así que supongo que, entre los penes pequeños y las vulvas con labios demasiado grandes, todos y todas estamos en un sinvivir de inseguridades que no tiene ni pies ni cabeza.

Los tabúes de la sexualidad masculina se viven en silencio, a pesar de que generan grandes malestares. Al igual que los problemas que se presuponen a las mujeres son *vox populi* y forman parte de un discurso social muy arraigado, los de los hombres se reducen a NO hablar sobre ellos. No se habla ni de fallos de erección, ni eyaculaciones demasiado rápidas o lentas.

Quiero que imagines a un grupo de amigas tomando algo en un ambiente distendido y relajado. Creo que todas las podemos imaginar fácilmente hablando en tono ameno y confesando dificultades como, «Qué pocas ganas tengo últimamente», o «Oye, ¿vosotras qué lubricante usáis?». Sé sincera conmigo. Es plausible esta situación, ¿verdad?

Ahora imagínala en un grupo de amigos. ¿Sería creíble que estuvieran teniendo una conversación del tipo: «Últimamente no se me levanta como antes»? La sexualidad masculina también tiene muchos tabúes, está plagada de ciertas cosas de las que no pueden hablar ni siquiera entre ellos.

De cualquier forma, la idea social que tenemos arraigada es que los penes no pueden fallar ni envejecer. Es como si para ellos las cosas no pudieran cambiar. Y si lo hacen, se vive en silencio. ¿Verdad que no habéis escuchado una conversación donde uno diga: «Fui al médico y me mandó unas pastillas porque no se me levanta, y oye, mano de santo»? Los problemas de los penes y sus soluciones se mantienen en secreto, lo que refuerza esta idea de que un pene con una erección menos potente, menos duradera o que no se levanta fácilmente es algo que es vergonzoso y que merma la masculinidad. O simplemente no pasa, porque si no se dice, es algo que parece no existir en el imaginario colectivo.

Como es lógico, y así lo intento explicar durante todo el libro, el tiempo pasa para todos. Los tejidos del cuerpo cambian y acusan el paso de los años.

Y, aunque nadie lo diga, esto les ocurre a los penes también.

Se ha demostrado que, con la edad, la respuesta excitatoria se enlentece y que el periodo refractario es más largo. Esto significa que entre una erección y otra debe pasar más tiempo. La época de encadenar cinco erecciones diarias al día pasó a la historia, como puedes imaginar. A nivel genital hay una pérdida de la vascularización con un deterioro de los tejidos que lleva a una peor circulación genital.

A partir de los cuarenta años disminuye la testosterona biodisponible. Esto afecta al deseo sexual y a la capacidad eréctil. ¡Anda! Resulta que los cambios hormonales también les afectan a ellos. ¿Quién lo iba a decir?

Según Francisco Cabello, gran experto en disfunción eréctil masculina, la visión catastrofista de esos cambios va a acrecentar el problema dando una respuesta sexual insatisfactoria que facilita la evitación sexual y la pérdida de comunicación con la pareja. Además, se ha comprobado que los hombres con creencias tradicionales sobre esta virilidad y masculinidad sexual tienen más probabilidades de mantener hábitos nocivos de salud.

Todo este declive hormonal o biológico, llámalo como quieras, se une a las ideas en nuestra sociedad de que las personas de más edad tienen peor o inexistente sexo. Estas creencias, de alguna manera, nos atraviesan a todos y a todas. Son convicciones muy limitantes como que las personas de más edad no son sexualmente deseables o capaces.

Lo que queda de sobra claro en la literatura científica, y que quiero transmitir encarecidamente, es que la sexualidad de todas las personas sufrirá cambios, pero que no desaparece con la edad. También está demostrado que quienes mantienen una sexualidad saludable manifiestan mejor calidad de vida, mayores niveles de socialización y mejores marcadores de salud.

¿Son los cambios lo que tememos en realidad? ¿Acaso nos creemos impasibles ante el paso del tiempo? ¿Son estos obligatoriamente un preludio de catástrofe? Yo creo que no.

Quiero que nos preguntemos por qué solo se habla de los cambios sexuales de las mujeres de mediana edad. ¿Por qué parece que nosotras cambiamos y ellos no? Fijémonos en que las alteraciones hormonales, y por tanto fisiológicas, se dan en todas las personas. Sin embargo, parece que la menopausia es algo que viene a fastidiarnos a nosotras, pero a ellos na-da.

Oh, cuidado cuidado que la sexualidad de las mujeres cambia llegada la menopausia. ¿Perdonen, señores? ¿Y la vuestra no? La vuestra se mantiene perenne por los siglos de los siglos, ¿no? Pues va a ser que no.

Estos dogmas que nos creemos a pies juntillas sobre nuestras limitaciones y la imperturbable sexualidad de ellos son a menudo tan rígidos que no permiten escapar de estos, hacer cambios y adaptarse a nuevas situaciones.

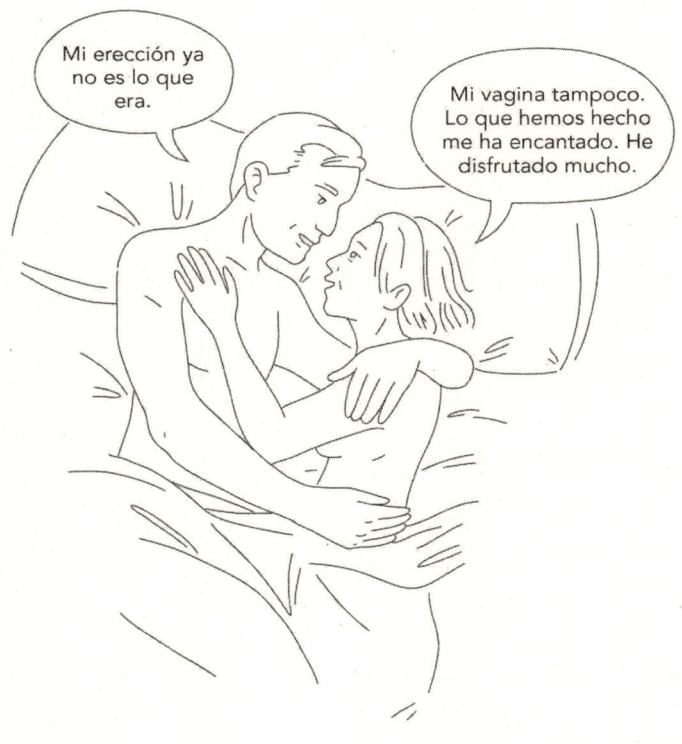

DATO CURIOSO

La historia de la Viagra merece ser contada. En 1989 un grupo de investigación que estudiaba un fármaco para el corazón, llamado sildenafilo, empezó a recopilar efectos secundarios que no se esperaban. Los participantes en el estudio describían erecciones potentes y duraderas. Enseguida los investigadores se dieron cuenta del potencial que podía tener ese medicamento. Imagino que por aquella época los investigadores serían en su mayoría hombres que no tardaron en adivinar que facilitar erecciones largas, duraderas y potentes se vendería como la espuma. Acababan de descubrir la gallina de los huevos de oro para el mayor miedo de los hombres: perder su erección.

Diez años después, y tras los estudios pertinentes, en 1998, se aprobaba en Estados Unidos el primer fármaco para la disfunción eréctil comercializado por la farmacéutica Pfizer. Este tiene sobradamente demostrada su eficacia frente al placebo. La Viagra funciona favoreciendo la erección a partir de los veinticinco o sesenta minutos tras su ingesta, con una eficacia que puede ser mantenida hasta doce horas después.

Pfizer ha declarado unos ingresos multimillonarios desde entonces, de más de dos mil millones de dólares, cifra que se redujo bastante a partir de 2017 cuando perdió la patente y salieron al mercado los genéricos y otros fármacos de acción similar.

Durante los meses que tardó en estar disponible en España, se podía comprar en Andorra y Gibraltar por el módico precio de setenta mil pesetas cada caja, cosa que no paró sus ventas, ya que esas farmacias sufrieron desabastecimiento del producto. Preguntémonos cuánto estarían dispuestos a pagar los hombres por mantener su virilidad erecta e intacta. Actualmente, en España, solo se puede conseguir con receta médica, pero en Reino Unido, por ejemplo, son de venta libre. O sea que uno puede ir a la farmacia y pedir una caja de Juanola y otra de Viagra. Una locura.

Un sinsentido

Debemos entender, entonces, que la sexualidad de la pareja de mediana edad va a sufrir cambios. Atenderlos para que no se transformen en disfunciones resulta necesario. Es decir, los sistemas de salud deberían incluir consultas específicas y personal entrenado en atender adecuadamente a las personas para que puedan expresar dudas, dificultades y cambios en su vida sexual. Porque un simple cambio normal como menor lubricación o una erección menos duradera pueden no significar nada con un adecuado consejo y asesoramiento, o bien pueden transformarse en una dificultad que impida una sexualidad saludable y placentera.

Con esto quiero decir que a pesar de entender que ni las vaginas ni los penes permanecerán impasibles ante el paso del tiempo, hay soluciones para muchas de las dificultades que se nos pueden presentar.

Ahora bien, bajo mi punto de vista, estas no pueden tener el objetivo de mantener una sexualidad eminentemente coitocéntrica, un error general que poco nos va a beneficiar en este momento de la vida. Sería ideal unir la farmacología y el consejo sexológico, porque de otra manera las pastillitas y las cremas nos resultarán ineficaces.

Te planteo un caso que veo a menudo y que para mí deja de tener todo el sentido del mundo. Una pareja heterosexual de mediana edad en la que ella tiene problemas de deseo y dolor coital, y él sufre dificultades para mantener la erección. Supongamos que él es una persona capaz de vencer sus propios miedos y tabúes y consultar a su médico de familia. No todos lo son, y también tienen sus propias creencias limitantes; por ejemplo, si el médico es una mujer, o bien si les da mucha vergüenza admitir que tienen este tipo de problemas, pueden no querer consultar sobre ello. Pero creo que quizá la medicina está un poco más avanzada en este caso, puesto que hay bastante más formación para el abordaje de la sexualidad masculina. Cualquier médico de familia que se precie sabe que algunos fármacos, así como patologías, pueden derivar en una falta de erección, y tiene recursos farmacológicos a mano para ello.

Imaginemos que, en este caso, el médico decide poner un medicamento del tipo Viagra. Suele ocurrir que pase de avergonzarse de sus problemas de erección, quizá evitándolo incluso en la intimidad, a querer probar el nuevo y potente pene que las pastillas le están proporcionando. Imaginemos que no se hace ninguna intervención más.

Es un error no indagar en los roles sexuales de ambos miembros de la pareja, no averiguar primero qué aspectos se están viendo afectados por el problema de erección, o si tienen una sexualidad pobre y principalmente coitocéntrica. No preguntarnos qué problemas puede estar teniendo la otra persona, si disfruta del sexo con penetración, si siente dolor o no tiene deseo sexual es hacer mal las cosas.

Soy completamente consciente de que esto no ocurre adrede. Me reitero en mi opinión de que los profesionales de la salud tienen grandes deficiencias en el abordaje de la sexualidad humana, y si no atienden mejor es porque no saben, no porque no quieran. Y aun no siendo por desconocimiento es muchas veces por falta de tiempo. Tratar todos estos aspectos requiere uno que por desgracia no tienen. Así que la intervención enfocada a la vida sexual se reduce a añadir un fármaco que mejore las erecciones.

Es fácil imaginar que tengamos una pareja totalmente descompensada en sus necesidades; quizá una persona con un pene potente, listo y preparado, frente a una vagina seca, sin deseo y con dolor. Si la sexualidad es como suele ser, muy por desgracia, monótona, sin tiempo, apresurada, sin calidad y centrada en este coito que lo beneficia a él, y poco a ella, más que arreglar las cosas estaremos empeorándolas.

Por lo menos para ella. Ahora tenemos un pene erecto y dispuesto, frente a una vagina con dolor.

Así que si un médico de familia me está leyendo, por favor no recetéis ninguna Viagra o similar sin aseguraros primero de que no hay problemas con el coito, de que no se usará para mantener una sexualidad que no es placentera, o por lo menos de que esto esté sujeto a la complacencia por parte de ella.

Termino aquí lanzando una pregunta que creo debemos hacernos en muchos casos. ¿Merece la pena alargar con Viagra y lubricantes una sexualidad que parte de errores básicos?, ¿es mantener un pene erecto y una vagina con lubricante el objetivo para una vida sexual larga y placentera?, ¿resulta lógico seguir centrando los objetivos en una sexualidad que se valora en términos de capacidad coital?, ¿seremos capaces de tratar las dificultades mediante la educación sexual y el tratamiento integral para conseguir un acercamiento de posturas y de placeres?

Si no puedo darle lo que quiere, me dejará

Quiero ahondar un poco en esta idea porque a menudo aparece en la mente de muchas mujeres, quienes llegada a la menopausia sienten que los cambios que afectan a la sexualidad, ya sea menos deseo que antes o bien molestias en el coito, harán que su pareja las deje.

Esta es una idea que puede, *a priori*, parecer algo anecdótico, pero no es así. Nuestro miedo a no poder cumplir, satisfacer y saciar lo que se supone que constituye una necesidad masculina es un miedo muy arraigado.

En mi libro *Desearte*, te explico con gran detalle cómo la sexualidad masculina está vista como una necesidad. Ellos necesitan sexo, porque si no lo tienen…, no sé, pues algo les va a pasar. Nos lo imaginamos como un reloj interno con su tictac, tictac… «Si no tienes sexo en menos de doce horas explotas». Esto es muy exagerado, lo sé, pero de alguna manera vemos la sexualidad masculina como algo que es necesario atender. Aunque te aseguro que nadie se muere sin sexo. Nadie.

La segunda parte de esta idea es que una vez ellos tienen pareja, tendrán esa necesidad cubierta de por vida como una especie de derecho que se adquiere por el mero hecho de mantener una vinculación afectiva. Por tanto, en el supuesto de que esta «necesidad» apareciera es ella quien tiene que cubrirla. Ellos se creen estas cosas, pero nosotras también.

Ante las dificultades que presenta la menopausia a menudo está la falta de deseo, la dificultad para la excitación o bien, como ya hemos hablado, el dolor en las relaciones. A veces no se puede o no se quiere tener sexo con la pareja igual que antes, ni con la misma frecuencia ni de la misma manera.

Pero nos atormenta la idea de que, si no tenemos sexo con nuestra pareja, él lo buscará en otro lado. «Me va a dejar», pensamos.

¿Qué puedo decir yo ante esta maldita idea?

Permíteme que te diga que esta ilusión, este pensamiento, no se sustenta por ningún lado. Me gustaría contarte que no hay hombres que dejan a sus parejas, incluso aquellas de larga duración, por no poder cumplir con sus expectativas sexuales, pero la realidad es que sí lo he visto, y no pocas veces. También he visto hombres que ojalá dejaran a sus mujeres, y no lo hacen. Porque a veces no sé qué es peor, sinceramente.

Podría decirte que no tienes por qué cumplir con los deseos, las frecuencias o exigencias de la sexualidad de nadie, aunque sea tu pareja. Podría decirte que sentir esta exigencia hace mucho daño a nuestra sexualidad. A veces esta presión es social y viene de lo aprendido, pero no es real. Y otras son ellos los que se encargan de hacer llegar esta coacción. Ante las dificultades, encontrar frases del tipo: «mira a ver si buscas solución para tu problema», «a ver si vamos a estar así para siempre», «¿ahora vamos a ser solo amigos?», «tú sabes que para mí esto es muy importante», «voy a tener que apañármelas de otra forma» y un largo etcétera son por desgracia, frecuentes.

Pero realmente lo que te voy a decir es que le des la vuelta.

Si ante tus dificultades, lo que encuentras es esto, debes preguntarte si no eres tú quizá la que deba buscar otra cosa. Me da mucha rabia vernos a nosotras como la parte que se va a quedar triste y amargada porque una persona que no las comprende, que las ha violentado y que no ha sabido adaptarse se va. A lo mejor debes pensar que, siendo así, es lo mejor que te puede pasar.

¿Por qué ante una situación de dificultad sexual, donde son ellos los que están actuando mal, somos nosotras las que nos quedamos impasibles y ellos se van? Esta es la idea que tenemos establecida. El miedo es nuestro y ellos tienen la sartén por el mango. No, perdona. Ante la supuesta necesidad sexual, nosotras tenemos otras necesidades que sí son reales: de que nos traten bien, de ser comprendidas, queridas y respetadas, de no tener dolor, de una sexualidad plena y cambiante, de vivir el placer sin exigencias ni presiones. Esto sí son necesidades que, si no se cumplen, deberíamos ser nosotras las que demos un portazo.

No deberíamos estar educadas en el miedo a que nos dejen, sino en el valor para dejar atrás.

CASO

T. era una mujer que acudía a mi consulta durante la menopausia por un problema de falta de deseo. No recuerdo su edad, pero la sitúo por debajo de los sesenta años. T. estaba casada con un hombre desde hacía ya más de treinta años en una relación estable, monógama y con dos hijos a su cargo que ya no vivían con ellos. Tras la anamnesis e historia sexual, se evidenciaba que había sido una pareja con una buena sexualidad anterior. Habían disfrutado del sexo hasta hacía bien poco, pero según ella habían llegado varias dificultades a la vez. Su pareja había tenido algún problema de próstata que no puedo contarte con detalle. Creo recordar que era uno grave, quizá oncológico. Como ya sabes, no soy experta en este tema y no consigo recordar exactamente cuál era, aunque sé que dio como consecuencia una disfunción eréctil. Casi al mismo tiempo, ella entró en la menopausia con algunos bochornos que le impedían descansar bien, acusaba una falta de deseo importante, así como una dificultad para sentir placer en las relaciones. «Es como si no sintiera nada de cintura para abajo», me contaba.

Como buena sexóloga soy muy preguntona, y necesito saber los detalles de cómo acontecen las relaciones sexuales. Es imprescindible conocer quién toma la iniciativa, qué tipo de conductas llevan a cabo o si llega al orgasmo o no, entre otras muchas cosas. Para avanzar en el interrogatorio, le pedí que me contara cómo tenían sexo con el problema de erección de su pareja. Ella me dijo que vivieron una primera fase en la que apareció la disfunción eréctil cuando al empezar a tener sexo y a realizar los toqueteos, la masturbación, el sexo oral para ella todo iba bien, pero él era incapaz de seguir porque no podía soportar que su pene no respondiera. Era un momento muy incómodo porque no podían hablarlo con normalidad. Se centraban en las caricias y los juegos de él hacia ella, pero cuando él veía flaquear su erección, se frustraba mucho y paraba. Terminaba bruscamente el encuentro, y él rechazaba la intimidad por completo. Intentó hablar con él quitando hierro al asunto y lo apoyó para buscar ayuda médica. Hicieron seguimiento del problema por parte de sus médicos, quienes le propusieron alternativas a su dificultad.

En una segunda fase, el urólogo le planteó un tratamiento que era algo así como una prótesis peneana. Creo que se trata un cilindro que se inserta quirúrgicamente dentro del pene y que se hincha cuando se quiere poner erecto. Hasta ahí no tengo nada que comentar. Supongo que se eligió para este paciente el mejor tratamiento para poder seguir teniendo erecciones. ¿Por qué no? Un hombre joven, con mucha vida sexual por delante y con una erección asegurada. Lo que me llamó la atención es sin duda lo que viene a continuación.

T. me contó que el urólogo les explicó a los dos tanto el funcionamiento como los cuidados que requería ese tratamiento. Les informó de que al parecer era importante utilizar la bomba, es decir, poner el pene erecto por lo menos tres veces a la semana. Lo justificó para el mantenimiento del artilugio, así como para el buen funcionamiento de las estructuras del pene. Así que señaló, interpelándola a ella, que debía tener sexo al menos tres veces a la semana. El buen funcionamiento de la prótesis y la recuperación del pene de su marido dependían de tener una erección al menos tres veces a la semana. Ves por dónde va la cosa, ¿no? Que la recuperación pase por tener erecciones lo veo genial, incluso lógico. Que esto incumba de alguna manera la obligación de tener sexo con ella, no lo veo.

T. llevaba varios meses practicando sexo tres veces a la semana para ayudarlo en su recuperación. Y lo veía taaan contento viendo que su pene funcionaba. Pero T. venía a mí porque, según ella, por culpa de la menopausia no sentía nada. Debo añadir que el sexo que estaban teniendo cumplía estrictamente esta secuencia: unos tímidos besos, masturbación el uno al otro, medio bote de lubricante, la bomba en plena funcionamiento y coito. Un mete-saca de pocos minutos y fin.

Ella no sentía nada, no llegaba al orgasmo y no tenía nunca ganas.

Cuando me indigné por la recomendación del urólogo ella me miró aliviada.

Cuando le dije que me parecía fatal que la recomendación del urólogo hubiera sido que ella cumpliera con la pauta de erección de su marido sin tener en cuenta sus deseos y su placer, ella respiró asintiendo. Me miró como alguien que sabe perfectamente que eso está mal. Mal para ella, aunque lo cumplía.

¿Y por qué no usar la masturbación las veces que sea necesario o las que tenga ganas? Al urólogo le pareció más lógico que usara a su esposa. Teniendo una esposa, ¿quién quiere masturbarse? Él no lo discutió. Ella tampoco.

Moraleja: el sexo por cumplir y por obligación entierra las ganas. La menopausia no es el problema.

CASO

J. era una mujer de unos cincuenta y un años, menopáusica desde hacía dos, que acudió a la consulta por dolor al mantener relaciones coitales. Refirió que había sido una mujer con buena libido siempre, que había disfrutado del sexo sin problemas, pero que llevaba tiempo que se notaba que lubricaba peor y que las relaciones eran molestas.

Tenía una relación estable con un hombre desde hacía veinte años y no tenían hijos. Vivían separados porque ella pasaba fuera por trabajo cinco días y solo se veían los fines de semana.

Desde hacía alrededor de un año, tenían dificultades para el coito. Ella sentía sequedad y le costaba lubricar, y él a su vez, tenía unas erecciones poco potentes. No había consultado con su médico porque decía que era muy reservado para eso. Ella se masturbaba mediante estimulación externa durante la semana, lo que no le suponía problema alguno, y el fin de semana no le apetecía demasiado tener sexo, porque últimamente le resultaba frustrante por el dolor, aunque que él tampoco la buscaba demasiado. Creía que con su problema de erección se sentía muy inseguro y por eso no quería tener sexo. Por lo demás se llevaban bien, no discutían por este tema, pero tampoco lo hablaban.

Le expliqué que poco podía hacer por su pareja, ya que lo adecuado sería que acudiera a su médico para comentarle el problema de erección.

Con respecto a ella, le recomendé hidratante y lubricante. Pero también le comenté que cuando hay un pene con una erección poco potente la penetración puede ser más dificultosa, puesto que se necesita de cierto grado de turgencia para poder penetrar. Esto a ella le encajaba, porque me dijo que cuando lo intentaban la erección era baja, pero que nunca había pensado en esa posibilidad. También le señalé que la excitación tenía que ser buena para tener una penetración no dolorosa, que la vagina necesita prepararse, humedecerse y relajarse para un coito. Lo entendió perfectamente y me agradeció todas aquellas explicaciones de fi-

siología del sexo, al igual que lo hacen todas mis pacientes. El saber siempre es útil y alivia malestares.

Además de la hidratación, el lubricante, le aconsejé mantener la masturbación mientras su pareja se decidía a consultar el problema. La animé a que trabajaran en un sexo menos coital, algo que pensé les vendría bien a los dos.

A los pocos meses J. volvió a la consulta sorprendida. Me contó que había tenido sexo fuera de la pareja durante la semana. No era algo que ella hubiera buscado, pero se vio envuelta en esa fantasía y decidió seguir adelante sin más, aunque no es eso lo que vino a contarme sorprendida. Intentemos no juzgar la decisión que tomó siendo infiel, por favor. Pero, te imaginas como fue aquello, ¿verdad? Lubricó como hacía tiempo, se excitó muchísimo y no tuvo dolor.

Aunque yo no estoy diciendo que los problemas de las mujeres menopáusicas se solucionen con una canita al aire, ni mucho menos, está claro que ni el cuerpo ni las hormonas han supuesto un problema en esta situación.

Moraleja: la menopausia no es problema cuando la excitación, el deseo y la fantasía acompañan. ¡Atención! Léase con precaución: el sexo en una relación estable no juega en la misma liga que el sexo en un affaire. No juegues con fuego si no quieres quemarte. El sexo de una relación esporádica, nueva o incluso de un nuevo enamoramiento no puede competir en igualdad de condiciones con la monotonía y la rutina.

Yo tengo esperanza. Creo que las masculinidades modernas van a darle un aire nuevo a todo esto y que deben reivindicar una masculinidad no enaltecida por la potencia o la capacidad, sino por otras cualidades como el saber escuchar, acompañar, el placer del cuerpo, el sentido del humor, el respeto, la vulnerabilidad, etcétera. La dictadura de los penes erectos y de «todo *pa* mí» debe acabar.

Necesitamos penes que nos sigan el ritmo, que cambien sin miedo y se quieran adaptar al paso del tiempo, a tener sexo de otra forma y con otros objetivos.

9
NUEVAS OPORTUNIDADES

Espero que a estas alturas del libro haya conseguido dejar claras algunas cuestiones: el sexo va a ser distinto a lo largo de tu vida y la menopausia supondrá un cambio en muchos aspectos. ¿Qué es la vida sino un cambio constante?

Las hormonas juegan un papel importante en la sexualidad humana, claro que sí, pero, en mi rotunda opinión, los malestares que puedan surgir relacionados con la sexualidad en esta etapa suelen originarse por otras cuestiones de las que quizá no nos habíamos ocupado, a las que no les habíamos dado suficiente importancia o que no habían entorpecido demasiado nuestra vida hasta ahora.

Pero si queremos seguir teniendo placer erótico durante toda la vida, y espero que la respuesta sea ¡sí!, tendremos que afrontar un cambio de paradigma que nos lo permita.

Y si nuestro objetivo es obtener placer sexual en pareja, y concretamente en el caso de las parejas heterosexuales, ellos también deberán afrontar cambios y adaptarse a las nuevas reglas del juego. Este es un mensaje incómodo, un duelo y quizá suponga cierta rabieta. Lo entiendo, los cambios no siempre son fáciles de digerir. Pero cualquier otra forma de abordar la sexualidad en esta etapa sería pasar de puntillas por lo verdaderamente importante.

En este capítulo espero ofrecerte ideas para vivir esta etapa con placer. No tienes que tomarlas todas, ya que no siempre se ajustarán a ti. O tal vez sí, quién sabe. Quizá no ahora, sino más adelante.

A menudo, el sexo se vive como si del guion de una película se tratara. Una secuencia que hemos aprendido como normal, única y que, a lo largo de una relación heterosexual monógama y de larga duración, a menudo se afianza y se establece como inamovible. La monotonía, el anticipar cada paso que damos, la falta de cosquilleo en lo nuevo hace que las relaciones se puedan volver poco motivadoras. De forma habitual deberemos afrontar no solo un cambio hormonal, físico o emocional relacionado con la menopausia, sino que además tendremos que hacerlo en un marco concreto como lo es una relación muy larga, que tiene sus propios inconvenientes.

Es muy frecuente transcurrir por la menopausia mientras se está inmersa en una relación de veinte, treinta… años de duración.

Me arriesgaré a hacer una apuesta respecto a cuál es el guion que siguen la mayoría de las parejas, ya que en muchos casos esto se resume en una secuencia de besos, caricias, masturbación el uno al otro y coito vaginal. De acuerdo, algunas parejas consiguen meter en este esquema el sexo oral, aunque no todas lo introducen como un elemento placentero para ambos y con el que se sienten cómodos.

Esta trama es además totalmente finalista, es decir, importa adónde lleguemos y no cómo lo hagamos. Hacemos un recorrido que pretende llevarnos del deseo a la excitación hasta el orgasmo, que se considera el culmen de una relación sexual. Y en este modelo preestablecido el orgasmo y el coito se funden en un fin en sí mismo. Sobre todo para ellos, que a menudo no conciben no llegar al orgasmo, no practicar el coito o no tener ninguna de las dos cosas.

El primer punto importante que te propongo aprender es que toda esta experiencia no es fija y rígida, sino que debe ser completamente moldeable. Con esto quiero decir que hay que hacer un esfuerzo para entender que el sexo que tienes, el que quizá siempre has tenido, puede cambiar. Que el placer no se restringe a esta secuencia y que ni el orgasmo ni el coito deben ser el fin. Hemos hablado ya bastante de este coitocentrismo que rige las relaciones heterosexuales y que tan poco nos beneficia, pero tal vez, se entienda menos que el orgasmo tampoco debe acaparar nuestras intenciones. El orgasmo supone una vivencia muy placentera y que cuanto más domines mejor, pero no está mal dejar la puerta abierta a que podamos tener infinidad de experiencias eróticas y placenteras que no conduzcan a él, y que no por ello son ni menos eróticas, ni menos placenteras. Quitar el orgasmo, o la eyaculación, de la ecuación nos permite abrir la mirada a otras experiencias eróticas posibles. Estas —los abrazos, los arrumacos, los toqueteos, los magreos, las duchas, los masajes, los besos, los mensajes picantes, los cuchicheos en el oído, etcétera— o bien se consideran de segunda, —o bien las tenemos en cuenta porque nos llevan al sexo en sí, cuando en cambio suponen hábitos que deberíamos cultivar.

Por ejemplo, darnos un achuchón y tocar el cuerpo de la otra persona porque es placentero, nos gustamos y nos sentimos llenos de placer, aunque sea en la cocina, mientras hacemos la cena, cuando sabemos que no va a llevar al sexo, porque no es el momento ni el sitio, pero esto da igual. Lo sentimos ahora, aquí, en este momento. Es placentero en sí mismo y es erótico e íntimo. Sentir esto, sin que sea un presagio, sin que sea solo un vehículo que me lleva al sexo explícito, resulta necesario.

Cuando se vive el sexo cumpliendo un guion con la misma secuencia durante mucho tiempo, el cerebro anticipa lo que va a pasar. En la rutina y la monotonía no hay posibilidad de nuevas sensaciones, de sorprender, de cultivar la risa, de equivocarse, de que el cerebro diga: «Guau». Cuando experimentamos cosas placenteras nuevas, nuestro cerebro libera dopamina y una serie de neurotransmisores que favorecen la motivación y el circuito de la recompensa. Esto es un incentivo para volver a buscar este estímulo y se sabe que el cerebro no responde igual a experiencias o emociones que ya conocemos. En definitiva, esta es la forma más o menos reglada de decir que si haces siempre lo mismo te aburres.

A menudo este guion preestablecido se vive rápido para llegar a lo que consideramos importante, como hemos dicho ya, el coito y el orgasmo. Se pasa por el punto A y el B, como un mero trámite para llegar al C. Como hemos visto, durante la menopausia el descenso de las hormonas hará que la excitación sea algo más lenta, la lubricación más escasa y dificultosa, y también se pueden producir cambios en el orgasmo. Hemos aprendido que si la estimulación es suficiente y adecuada la respuesta sexual después de la menopausia se puede dar sin problema. En este momento de nuestra vida, no tiene ningún sentido pasar rápidamente por los puntos A y B, porque entonces la estimulación no será ni suficiente ni adecuada. En pocas palabras: si hay un momento en la vida en el que hay que pararse para buscar una buena y apropiada estimulación, es ahora. Tampoco tiene ningún sentido vivirlo como una formalidad para llegar al coito, cuando sabemos que no es la práctica que más necesitas, la que más placer te va a dar y con la que quizá, para más inri, como hemos visto, puedes tener problemas.

Si además de realizar siempre las mismas cosas, en el mismo orden, lo haces rápido y corriendo para llegar a algo de lo que no obtienes placer suficiente, entonces estaremos ante un grave problema de aburrimiento y desmotivación. Y, por supuesto, si esta situación estuviera terriblemente adornada con presiones, exigencias y violencias por parte de la pareja, lo que seguramente se generará es una aversión total a cualquier posible experiencia sexual. Pues no dudes que ni tu deseo ni tu cuerpo se querrán poner al servicio de una experiencia abusiva que te hace daño en todos los sentidos.

Volviendo a la importancia de no aburrirse. Conduces del punto A al B por la misma carretera de siempre, por la que va todo el mundo, supones, y vas rápido porque crees que lo importante es llegar cuanto antes a la meta, pero cuando ocurre sientes una sensación de desazón, porque has venido aquí muchas veces, pero ya no le ves la gracia. Por el camino pones el piloto automático, porque, total, te sabes el camino de memoria. Lo has hecho siempre, podrías hacerlo con los ojos cerrados y no disfrutas del paisaje porque apenas te da tiempo a mirar por la ventana. Te das cuenta de que a veces ni siquiera conduces tú.

¿Y si hubiera otras carreteras que descubrir?

¿Y si pudieras pararte por el camino, saborear nuevos rincones y disfrutar del paisaje?

¿Y si condujeras sin rumbo, sin meta, sin obligación de llegar a ningún sitio? Solo por el placer de conducir.

¿Y si coges el volante de tu coche y aprendes a conducir de otra forma para ir a otros lugares?

Cuida tus genitales

Pudiera parecer que en esta sección voy a recomendarte cremas, pero no.

Hidratarse los genitales para evitar la sequedad está bien. Que uses otras cremas o fármacos para la atrofia vulvovaginal es genial. Y si te los han recetado, úsalos. Ya hemos hablado de ello y no voy a insistir más en este aspecto. Ahora bien, cuidar de tus genitales para que esto incida directamente en tu sexualidad va un poco más allá.

Esto quiere decir también aprender de ellos y eso puede que sea nuevo para ti porque, a decir verdad, nunca nos han enseñado a mimarnos y a cuidar de esta zona con la suficiente importancia.

Lo primero que te voy a pedir es que tomes un espejo y te tumbes cómodamente en una cama. Coloca unos cojines en tu espalda para no estar completamente tumbada sino semiacostada. Si además pones un poco de música de la que más te guste, que te invite a la calma y al autocuidado, ya tienes un diez. Fíjate que ya solo esto es un buen ejercicio: tomarte un poco de tiempo a solas, elegir una música que te guste y te relaje, que no es cualquier cosa, y tumbarte a solas con tus genitales. Aquellos a los que tanto le pedimos y que tan poco cuidamos.

Abre tus piernas como si fueras una rana. Puedes poner unos cojines debajo de tus rodillas para estar lo más cómoda posible. Si no, simplemente apoya tus talones, flexiona las rodillas y abre las piernas. Observa con el espejo tus genitales. Si es la primera vez que los miras no podrás adivinar los cambios que hay en ellos, pero están ahí. Al igual que cuando te miras de frente al espejo e intuyes algunas arrugas que no estaban, más canas y la piel algo más flácida. Observa el vello, la coloración, los volúmenes, etcétera… No lo juzgues, simplemente mira con atención y, si puede ser con cariño, mejor.

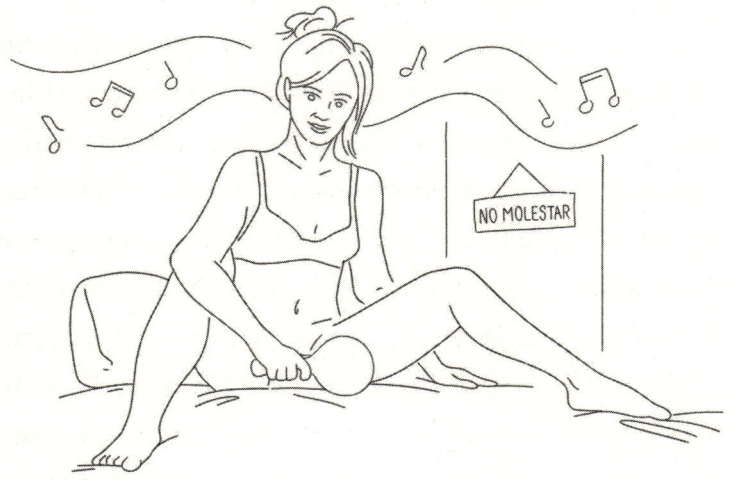

Ahora es el momento de intentar mover aquellas estructuras que estás viendo. ¿Mover la vulva, la vagina? Sí, efectivamente. Intenta mover toda la musculatura que rodea la vagina y que está debajo de la piel de la vulva. Puedes probar a apretar como si quisieras que no se escapase el pis o un pedo. Empuja como si quisieras expulsar algo y observa si se mueve. Es un movimiento muy sutil, así que date tiempo.

Si no notas el movimiento pon la palma de tu mano encima de la vulva e intenta repetirlo. ¿Notas ahora algo? Puede que sí. Si aun así no lo sientes, puedes toser mientras la palma de la mano está apoyada suavemente en tu vulva. ¿Percibes ahora cómo se mueve?

Coge un poco de crema hidratante vulvar o bien de aceite. Yo soy fan de este último y los hay específicos para la zona vulvar o bien puedes usar un poco de aceite de almendras. Pon tu mano, con los dedos embadurnados en aceite sobre la vulva de nuevo. Haz un ligero masaje con las yemas de los dedos repartiéndolo y reconociendo todas las estructuras. Sería genial que sigas mirándolo en el espejo. Pasa por los labios externos e internos, el clítoris, el periné, el monte de Venus y también por la zona externa del esfínter anal. Deja la zona del ano para lo último porque es la más «sucia», pero no te olvides de ella.

También puedes tener en cuenta lavar bien el ano antes de hacer el ejercicio.

Ahora puedes dejar el espejo y usar ambas manos. Céntrate en el tacto. Apoya tu cabeza y relaja la espalda, cierra los ojos y simplemente siente la piel. Pon las yemas de los dedos encima de la vulva y recorre de arriba abajo y de abajo arriba. Ahora presiona ligeramente los labios de manera que tus dedos de alguna forma bombeen encima de la vulva. Siente el calor de la piel, la presencia de los dedos y cómo la piel y la musculatura se relajan ante el masaje.

Ahora toca investigar la entrada de la vagina. Coloca un dedo muy amorosamente sobre lo que se llama introito vaginal o vestíbulo vulvar. Es decir, en la entrada de la vagina. Observa cómo reacciona tu cuerpo ante la presencia de tu dedo ahí. Si has tenido dolor, quizá sientas cómo tu cuerpo se cierra, se encoge y tu emoción es de miedo ante esta idea. No debes tener dolor porque vas a hacer este reconocimiento muy lento, desde el amor propio, el respeto a tus sensaciones y solamente para decirle a tu cuerpo: «Soy yo, no te voy a hacer daño, permíteme que vea cómo estás, deja que te cuide».

Poco a poco introduce el dedo en tu vagina. Como te decía, puede que notes que está cerrada ante la amenaza del dolor. Prueba sin forzar, muy lentamente y respirando muy despacio. Quizá te sorprendas porque creías que tendrías dolor, pero no es así. Deja el dedo quieto dentro de ti. Respira, afloja el cuerpo y siente cómo la presencia del dedo poco a poco se va diluyendo. Deja el dedo índice, o corazón, dentro de la vagina y la palma de la mano acomodada encima de la vulva.

Hasta ahora tu cuerpo ha sido una parte inmóvil en esta palpación. Fíjate que tus dedos, tus manos, eran la pieza activa y tu cuerpo la parte pasiva. Ahora toca cambiar los roles. Mientras tu dedo está dentro de la vagina, quieto y sin hacer nada, intenta mover de nuevo la musculatura. Aprieta con ella tu dedo, relaja otra vez e intenta expulsarlo. Verás que tu musculatura se mueve. Haz esto unas cuantas veces hasta que domines la musculatura y esta obedezca tus órdenes.

Prueba ahora a mover tu pelvis mientras tienes el dedo dentro de la vagina. Puedes orientarla hacia delante y hacia atrás de manera que tu zona lumbar se pegue por completo a la cama o bien se arquee. Mientras, tu dedo y tu mano acompañan el movimiento de tu cuerpo e intenta mover tu cadera de manera que sea un movimiento fluido. Adelante, atrás, adelante, atrás. Presta atención a las sensaciones que experimentas en la vulva y en la vagina.

Este ejercicio sirve para reconocer esta parte de tu cuerpo, moverla, atenderla, mejorar su funcionamiento y también para relajar la musculatura. También es útil para comprobar que cuando tocamos esta zona a nuestro ritmo, siendo parte activa de esto, las sensaciones que tienes son bien interesantes y muy diferentes a cuando practicas el sexo. Porque normalmente solo atendemos a esta parte durante la actividad sexual, y poco conocemos de ella en otros momentos y con otros objetivos.

Puede que lejos de sentir dolor o incomodidad, sientas placer. Ligeras cosquillas, sensación de calor, de bombeo de sangre en la zona y notes de alguna manera que esto inicia o conecta con la excitación. Qué bueno, ¿no? ¿Acaso no puede ser erótico observar tus propios genitales y dejar fluir las sensaciones con tranquilidad?

Es maravilloso llevar el cuerpo a percepciones nuevas, respetuosas, placenteras o eróticas sin más intención que esa. Sin tener que ir más allá.

Observa de nuevo con el espejo tus genitales. ¿Notas algún cambio en ellos? Puede que la coloración sea un poco más oscura y viva, que notes que el clítoris está un poco más grande, o que los labios se hallan algo más hinchados. El cuerpo es una maravilla cuando le damos espacio, cuidado y amor. Tu cuerpo funciona.

Masturbación

Masturbarse significa estimular con la mano, o de otra forma, los genitales para producir goce o placer sexual. Lo que he descrito en el apartado anterior no es una masturbación, porque en ningún momento la intención es el goce sexual. En general, la propuesta del ejercicio anterior es bien acogida por las mujeres porque no es incitarlas directamente a usar la masturbación. Bien hay que decir que muchas la practican sin problemas, pero otras tantas no. Quizá sea porque no nos han enseñado a normalizar la masturbación en nosotras, o bien porque no conciben este estímulo erótico estando solas. Muchos son los motivos por los que las mujeres no se masturban habitualmente y se pueden enmarcar todos en la educación y la moral restrictiva, castrante y culpabilizadora de la sexualidad femenina. Es por ello por lo que que normalmente no incito a las mujeres a usar la masturbación. Primero intento averiguar con calma cómo se sienten frente a esta idea, si se sentirían culpables, por qué y si podemos primero trabajar en este tipo de creencias.

Aun así, haciendo el ejercicio anterior, las sensaciones que hayas podido tener puede que hayan sido placenteras. Y a diferencia de las caricias o los masajes en otras partes del cuerpo, cuando ocurre en los genitales, aparece la culpa. Pensemos si esto pasaría así si te pido que hagas el mismo ejercicio anterior pero en las manos. Coge un poco de aceite o crema, cierra los ojos y recorre tus manos buscando pasar por todos los surcos, relajar los dedos, calentar la piel. Puedes hacer esto sin problema porque no es un ejercicio que conecte tan fácilmente con lo erótico. A pesar de ello, el masaje en los genitales puede no ser sexual, y en cambio el de las manos sí serlo. Todo depende de cuánto dejemos que las sensaciones del cuerpo conecten con el erotismo, la fantasía y el placer.

Usar la masturbación es una estupenda manera de mantener la función sexual, la lubricación, la oxigenación de los tejidos y, en definitiva, los genitales en plena forma. Como ya dijimos, tener actividad sexual es beneficioso para combatir o retrasar la atrofia vulvovaginal. Y, sin duda, la masturbación es una buena actividad que nos aporta beneficios físicos y emocionales.

Si ya la usas con regularidad te invito a que la incorpores de forma consciente a tu vida. Llevar el cuerpo a la excitación, la lubricación y el orgasmo de vez en cuando es una fantástica idea. ¡Ah! E independientemente de que tengas o no pareja. Es una práctica que te permitirá obtener todos sus beneficios, sin los inconvenientes de las relaciones sexuales en pareja. ¿Inconvenientes? Sí, claro. Como por ejemplo la pereza, tener que invertir más tiempo, preocuparse de otra persona, la posible presión por el coito, el que el estímulo sea menos eficaz o no consigas el orgasmo y un sinfín más de cosas que te ahorras si tienes sexo tú sola. Si ya usabas la masturbación antes de la menopausia quizá tengas que cambiar ciertas cosas. Solo tú puedes recorrer este camino de redescubrimiento. Tal vez ahora necesites un estímulo diferente, una presión más intensa o más tiempo. Acoge los cambios que precises sin agobios. Redescubre tu cuerpo y tu placer.

Si no usas la masturbación con regularidad, pero quieres intentarlo, te animo a realizar el siguiente ejercicio: tras la práctica anterior, quédate masajeando los genitales y moviendo tu cuerpo e intenta mantener la atención en las sensaciones de relajación, cosquillas e hinchazón genital. Quédate suspendida en las sensaciones placenteras, alarga los movimientos, intensifica la presión que ejerces con tus dedos, mueve más tus caderas, etcétera. La intención es recordar aquellas sensaciones que son placenteras e indagar en las que te funcionan mejor.

Conduce tu coche por caminos que tal vez no habías recorrido todavía, observa el paisaje, baja la ventanilla y siente la brisa entrar por la ventana. Puede que en algún momento quieras o necesites cambiar de postura, cerrar más o menos las piernas, apretar la musculatura alrededor de tu vagina, respirar más rápido, etcétera. Nadie te juzga, así que tú tampoco lo hagas. Esto te puede conducir a un orgasmo o no. No es importante. Practica este ejercicio varias veces, y ve cada día hasta donde te apetezca ir. Déjate llevar sin agobios ni presiones, pero tampoco te permitas censuras.

Si necesitas un motivo extra para practicar la masturbación te diré que es interesante indagar en ella y ser diestra en las caricias y los estímulos que necesitas para cuando quieras mantener relaciones sexuales con otra persona. Para llevar un encuentro sexual a buen puerto tienes que poner en marcha todas estas estrategias que conoces de ti, en pareja también. Que tú sepas lo que te funciona para poder aplicarlo en pareja será fundamental. En los encuentros, si el coche lo conduce otro vamos mal. A no ser que sea un conductor que te lleve por el camino que tú quieres, y mientras conduce puedas disfrutar del paisaje y del aire por la ventanilla de igual forma que si fueras sola.

Juguetes sexuales

Tengo que decir que no hay mujer menopáusica que se vaya de mi consulta sin la recomendación de un juguete sexual. Tengo un bolso lleno de juguetes de diferentes formas y tamaños en la consulta. Déjame que me explique.

Un juguete es una buena idea porque te ofrece una estimulación diferente y eficaz. Hemos dicho que necesitamos algo nuevo, distinto, que proporcione nuevos estímulos al cerebro y que active la motivación y los circuitos de recompensa. *Voilà!*

Y además hemos dicho que llegada la menopausia el cuerpo puede ir más lento, así que un vibrador ayudará a que las sensaciones aparezcan mejor y más rápido. Debemos evitar al máximo esto de: «Voy muy lenta, no siento como antes, me aburrooo». *Voilà* de nuevo.

Dicho esto, cuando pronuncio la palabra «juguete sexual» en la consulta, la cara de la mayoría de las mujeres se descompone. Esto ocurre porque la idea que tenemos de un juguete sexual es algo con forma fálica, grande y que se introduce en la vagina. De nuevo esta idea falocentrista y coitocéntrica de la sexualidad, donde incluso nosotras mismas pensamos en el coito para la masturbación. No en vano, cuando pregunto a las mujeres si se masturban a solas, la respuesta a menudo es: «Sí, pero por fuera». Como si esto supusiese algo de segunda categoría. Seguimos invalidando nuestra propia forma de conseguir placer frente a la idea del coito como el elemento central y el mejor.

La gran mayoría de las mujeres no necesitan introducir nada en la vagina para conseguir placer, y si encima tienen dolor o imposibilidad por la atrofia vulvoginal, la cara que me ponen es de socorro. Así que tengo un montón de juguetes sexuales en la consulta para poder decir: «Tú estás pensando en esto (y saco un vibrador fálico y grande), pero yo quiero decir esto otro (y les enseño unos vibradores pequeños que son para la vulva y no para introducir en la vagina)».

Entonces respiran aliviadas.

Un vibrador es algo que va a proporcionar una sensación de cosquilleo rápida, llevará sangre hacia los genitales favoreciendo la lubricación y la hinchazón de las zonas eréctiles del clítoris. Y puede ser muy útil para la excitación y para el orgasmo, tanto sola como en pareja. Cada una de estas situaciones tiene que vencer tus propios miedos y estereotipos. Por un lado, la masturbación y el uso de vibradores, como hemos dicho hace un momento, te enfrentan al tabú y a la culpa de la masturbación femenina. Y en pareja deben encararse a menudo las resistencias masculinas al uso de juguetes por discursos como: «Entonces no soy yo quien te hace disfrutar, no soy suficiente para ti, o si tienes un juguete ya no me necesitarás».

Estas ideas pueden ser ciertas, claro. Puede que tu pareja no sea suficiente, no te haga disfrutar o prefieras la masturbación al sexo en pareja, pero, en cualquier caso, estos son problemas que no se originan por el uso de un vibrador.

La verdad es que la mayoría de las parejas acogen bien esta iniciativa y entienden que esto mejora la experiencia sexual, es un factor nuevo y disfrutón y no tienen problemas. Que una pareja incorpore juguetes a su vida sexual es signo de buena salud de la relación de pareja, indica flexibilidad y buena acogida a los cambios. Y esto es, en mi opinión, muy positivo.

Muchas veces me preguntan qué tipo de vibradores recomiendo. La verdad es que no me sé ni un nombre, ni conozco a fondo las marcas. Creo que mi trabajo va mucho más allá de ser vendedora de juguetes sexuales, pero a grandes rasgos te diré que hay vibradores externos o vulvares que sirven para masajear por fuera la vulva. Estos son una gran idea siempre, y resultan estupendos para quien no puede tener penetración. Por otro lado, hay vibradores que se introducen en la vagina. Si esta idea te seduce, lo necesitas o te apetece, adelante. Como recomendación, si tienes atrofia vulvovaginal te diré que busques uno de un diámetro pequeño. Es decir, que lo veas y te parezca de menor tamaño que un pene. Porque en caso de que haya dolor, lo que te va a molestar es algo con un gran diámetro, que distienda demasiado la entrada de la vagina. Así que si es un juguete delgado y fino, mejor.

Además de vibradores hay un sinfín de juguetes que pueden ser una estupenda idea para la creatividad, la diversión y la fantasía. Desde juegos de atar o de BDSM, aceites para masajes, antifaces o disfraces, etcétera, que me conducen directamente al siguiente apartado.

Potencia y trabaja tu fantasía erótica

Lo que conecta un simple masaje genital con algo erótico y sexual no es, ni más ni menos, que tu mente.

Lo que convierte una experiencia en erótica para ti es lo que tu cerebro, tu imaginación y tu intención son capaces de crear.

La fantasía es el principal motor para el deseo y la respuesta sexual. Aunque algo (mucho) ocurra en el cuerpo, esto no podría pasar si no tuviéramos una mente que integra todo eso en algo agradable, placentero y erótico.

Las mujeres estamos muy poco acostumbradas a fantasear. Como te cuento con más detalle en *Desearte*, a menudo obviamos la importancia de la fantasía sexual y la trabajamos muy poco. Te animo, si no lo has hecho ya, a indagar como te cuento en el libro, sobre cómo construimos el deseo femenino.

La fantasía es imprescindible para el deseo, la excitación y la experiencia sexual, y esto cobra todavía más importancia durante la menopausia. Como hemos dicho ya en capítulos anteriores, para poder desear, son necesarios las hormonas y los neurotransmisores. Probablemente la disminución de la testosterona y los estrógenos tenga un papel importante en la dificultad para desear en la menopausia, añadida a la poca costumbre que tenemos a ello. Más razón por la que mantener activa esta función cerebral.

Fantasear implica pensar activamente en aquello que nos resulta erótico. Puede ser a través de recuerdos de experiencias pasadas, lecturas, películas, imágenes o imaginar cosas nuevas que para ti son eróticas. Hacer un esfuerzo por pensar en aquello que para ti es erótico hoy mejorará tu deseo y te facilitará conectar con tu sexualidad mañana.

Una vez tuve una paciente que admitía no fantasear nunca, y cuando lo intentó le generó mucha frustración porque me decía: «Cuando era más joven sí recuerdo fantasear y me gustaba pensar que iba de la mano por la playa con el chico que me gustaba, y esto me generaba una sensación de cosquilleo agradable. Pero ahora —me decía angustiada—, esto no me excita». Con esto quiero decir que nuestros gustos cambian, y lo que resultaba un estímulo erótico hace unos años puede no serlo ahora. Indagar en cómo han cambiado tus gustos eróticos es interesante. Quizá nunca te hubieras imaginado pensando en una situación que hace años habrías clasificado como transgresora, y ahora mismo te permites ese pensamiento porque la edad y la madurez ya te dejan pensar en lo que te dé la gana sin reproche alguno.

Algo que tener en cuenta para la fantasía es que esta debe ser libre y sin censuras. Teniendo en cuenta que somos capaces de imaginar de una forma rica, variada y con mucho detalle, la fantasía potencia nuestro deseo, pero este y la fantasía no son lo mismo. La fantasía pertenece al terreno de la mente, la imaginación, la ilusión y la ficción. El deseo sexual es

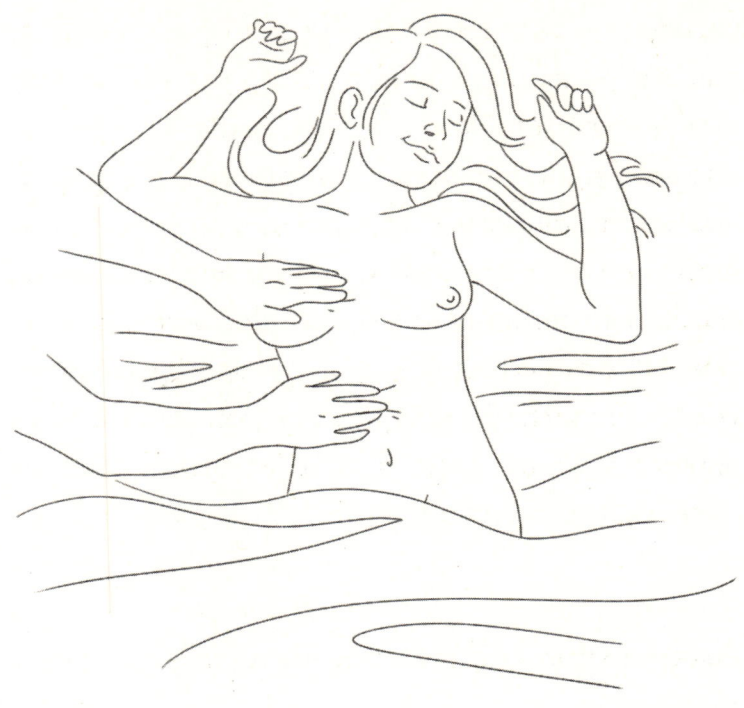

algo que se ubica en el ámbito de las emociones, que forma parte de lo real y palpable. Por tanto, no deseamos todo aquello que somos capaces de imaginar, pero el deseo siempre se va a nutrir de la riqueza de la imaginación.

En *Desearte* te ofrezco ejercicios prácticos para trabajar, estimular y cultivar el arte de fantasear. Un paso más allá consiste en compartir tus fantasías con tu pareja. Esto es una decisión muy personal y estás obligada a ello. Pero hacerlo, aunque sean pequeñas partes, y que esto sea bien acogido por tu pareja, puede suponer un *punch* extra al deseo y un aliciente para vencer aquello de la monotonía y el aburrimiento. En mi opinión esto es apto para parejas con buena comunicación, respetuosas con el concepto individual de la fantasía y que sean capaces de negociar el disfrute de estas sin que ello merme la relación. Que de todo hay, y sé que muchas no se atreven a compartirlas porque no es un tema que su pareja no llevaría bien, y lo saben. Ahí tú decides cómo gestionar este tema.

Potenciación erótica y focalización sensorial

Un ejercicio o conjunto de ejercicios que desde la sexología se suele proponer en un sinfín de situaciones y de procesos de terapia sexual es la erotización sensual y la focalización sensorial para incrementar las fantasías, recuperar la motivación para el sexo, potenciar el placer para conseguir una mejor respuesta sexual y, por ende, una mejora de la satisfacción sexual. Esto se hace a través de ejercicios a solas o en pareja que nos permitan rebajar la exigencia de los encuentros, alejarnos de la obligatoriedad del coito, deconstruir antiguos guiones y poder elaborar nuevos.

Para ello se suele proponer trabajar a través de sesiones de masajes con algunas premisas previas. Es necesario prohibir el coito desde el principio para que se evite centrar el ejercicio en el rendimiento, se aleje el dolor si existe y se eluda aquello de que todos los caminos conducen a Roma. Mire usted, a Roma no queremos ir.

Esta focalización sensorial se hará con algunas premisas más como estar centradas en el aquí y ahora, y enfocarnos en la relajación y el placer de masajear ciertas partes del cuerpo concretas, o bien el cuerpo entero.

Un ejercicio de focalización sensorial a solas puede realizarse a través de un masaje sensitivo en una parte concreta del cuerpo; por ejemplo, el pecho, ya que suele ser una zona muy erótica. Si para ti el pecho supone un problema, puedes hacerlo en cualquier otro lugar, como puede ser las manos o el cuello. Se trata de preparar un ambiente que invite a la relajación, poniendo música, velas o todo aquello que te haga estar aquí y ahora, evitar al máximo las interrupciones y centrarte en todo aquello que la mente y el cuerpo es capaz de ofrecer a través de un masaje erótico o sensitivo.

¿Qué caricias te gustan más?

¿Cómo te hace sentir tocar esta parte de tu cuerpo?

¿Eres capaz de concentrarte?

¿Consigues hacer volar tu imaginación erótica?

Este ejercicio se puede realizar en pareja también, a través del uso del masaje corporal para estimular el erotismo, la sensualidad y el placer. Cuando se hace terapia sexual, se guía el ejercicio a través de pasos concretos con los que se van prohibiendo y permitiendo los masajes en algunas partes del cuerpo como son los propios genitales.

Te aconsejo que preparéis el ambiente de igual forma que en el caso anterior. Quizá esta vez podéis hacerlo juntos como parte del juego de concretar en qué momento, de qué forma, qué música pondréis, etcétera, todo servirá para crear un ambiente agradable para los dos. Te sugiero que os tapéis los ojos con un pañuelo o un antifaz, ya que privar del sentido de la vista aguzará el del tacto. Tumbaos en la cama, donde primero uno recibirá el masaje que el otro dará, y tras diez o quince minutos cambiaréis los roles. Este ejercicio puede repetirse tantas veces como queráis, ya que cada vez será más rico y os sentiréis más cómodos. Podéis incluir elementos como aceites, plumas o incluso dar el masaje con otras partes del cuerpo y no solo con las manos. ¡Ajá! Imaginación al poder.

Recuerda que este masaje puede no incluir los genitales, para evitar dirigir las caricias a reproducir el guion masturbatorio. Tras el masaje se puede usar la masturbación solos o en pareja, así como tener sexo, con la premisa de no usar el coito.

Aquí te he explicado el ejercicio de una forma general y sin entrar en recomendaciones específicas que un profesional de la sexología guiaría de una forma más minuciosa.

Tras el masaje, preguntaos:

¿Qué parte del cuerpo te gusta más que te acaricien?

¿Qué parte del cuerpo de la otra persona te gusta más acariciar?

¿Has podido practicar el aquí y el ahora?

¿Has conseguido unir cuerpo y mente en un ejercicio erótico?

¿Te ha sorprendido para bien o para mal en algún aspecto?

Froti froti

Quizá estés leyendo esto y pienses que me he vuelto loca del todo. Que te voy a nombrar alguna técnica sexual nueva que nadie conoce o bien una teoría milenaria del placer sexual. Pero no.

Lo que te voy a recomendar es sencillamente que uses el sentido común.

A raíz de una publicación que hice en Instagram por 2023, donde contaba a través de un vídeo la importancia de entender cómo funciona el clítoris, utilicé *froti froti*, y causó sensación. Una expresión que me acababa de inventar era entendida por todas e incorporada como una forma de placer obvio y del que poco hablamos.

El clítoris, como sabes (espero), es un órgano grande que se sitúa bajo los labios menores a través de dos grandes bulbos y un cuerpo con un glande y un prepucio que es lo que podemos ver. Pero el clítoris no es un botón, ni hay que tocarlo con precisión milimétrica. Tampoco es una parte difícil de localizar. El clítoris se estimula a través de las caricias, la presión, la fricción y en definitiva el estímulo de toda la vulva. El placer de la zona genital femenina se localiza en una zona extensa desde el monte de Venus, por arriba, baja a través de los labios externos e internos, y se dirige hacia el periné y el ano. Y este es el motivo por el que un estímulo muy muy rentable, en términos de placer, es la fricción de toda la vulva, lo que yo llamé *froti froti*, sé que me entiendes perfectamente. Si piensas en tus inicios en el placer, seguro que recuerdas esos primeros roces con la almohada, esas fricciones contra el pico de una mesa, ese vaivén sentada en el brazo del sofá, o esos primeros roces con tu noviete en la adolescencia.

El placer estaba, está y sigue estando en el mismo lugar, en ese sentir más instintivo que la sociedad y el aprendizaje de lo que es una sexualidad sin nombre propio han ido modelando. Poco a poco, este placer se considera de segunda para pasar a buscarlo a través de caricias o estímulos más relacionados con la vagina y el coito.

En la masturbación, vemos mucho más claro que el *froti froti* funciona bien. Muy bien. Pero nos cuesta más situarlo en pareja. Pero estrujar, apretar, friccionar, frotar el cuerpo, mecerlo, balancearlo contra el otro sigue siendo una buena forma de conseguir placer. Y aunque parezca que esto puede ser solo placentero para nosotras, no es así.

Es algo que no debemos perder de vista, y más cuando el coito es doloroso. Porque esta práctica nos puede permitir un intenso placer de un cuerpo contra otro sin necesidad de penetración.

Una técnica que se suele recomendar en este sentido en una relación heterosexual es realizar lo que podemos llamar «pseudocoito». De manera que las dos personas sitúan el cuerpo uno frente al otro, el pene se coloca entre las piernas de ella, y se balancean los cuerpos en contacto. Esta técnica permite estimular el pene casi como en un coito, y a su vez se fricciona la vulva y el clítoris con un roce o, mejor dicho, con un *froti froti* muy placentero. Esto se puede hacer también desde atrás, de forma que el pene quede entre las piernas de ella, y con la mano se realiza la estimulación que necesites. Usar lubricante aquí es obligatorio. ¿Podríamos patentar el *froti froti* como técnica de placer sexual?

Procesos de seducción

El sexo no empieza en la cama. Esta es una afirmación tan antigua como cierta. El cómo llegamos a ella es igual o más importante que lo que hacemos en ella. Qué es lo que nos invita, nos seduce y nos cautiva es una parte fundamental.

Los procesos de seducción se entienden muy bien dentro de un enamoramiento, al conocer a alguien nuevo, o al ligar con alguien, pero quizá no lo consideramos cuando una pareja ya está formalizada, y mucho menos en las de larga duración, donde este proceso de seducción se difumina, se borra y, por desgracia, desaparece.

Aprendí sobre seducción de una de las mejores sexólogas de nuestro país: Miren Larrazabal. Ella me enseñó hace muchos años sobre la seducción. No he olvidado aquella clase porque os aseguro que ella domina el arte de la seducción al detalle, fascinando a quien la escucha.

Erróneamente creemos que seducir es mostrarte cual pavo real. Está bien mostrar lo bueno que tienes, obviamente, pero lo que bien aprendí de los procesos de seducción a través de Miren es que para seducir el foco no está en ti, sino en la otra persona.

Seducir es hacer que la otra persona se sienta bien, única, especial. Porque la tienes en cuenta, porque la miras con atención, porque intentas que se sienta a gusto, porque le das tranquilidad. Si una persona se siente así contigo, la habrás seducido por completo.

El arte de la seducción se practica poco y mal en las parejas estables. Creemos que lo tenemos todo ganado, que por el simple hecho de tener un compromiso afectivo, el que sea, la otra persona querrá tener relaciones. Y por tanto entendemos que el sexo empieza en la cama, pero nada más lejos de la realidad. Antes de quitarnos la ropa, hemos sopesado un montón de aspectos detenidamente que nos hacen decidir qué sí o qué no.

Me ocurre con frecuencia en consulta que al preguntar a las mujeres qué les haría falta para que las relaciones sexuales fueran mejor, la respuesta es: «Que siempre es muy previsible, que todo empieza igual, que ya sé que quiere tener sexo». O bien, algo peor: «No siento nada de cariño, ni afecto, no hay nada antes. Me siento un instrumento para saciar un impulso. Nada más». En mi opinión está clarísimo, el proceso de seducción brilla por su ausencia. He visto seducciones que están en el inframundo de las seducciones. Los ciervos en celo durante la berrea realizan un mejor juego de seducción que algunas parejas.

Ligar tiene su aquel, y seducir a quien no conoces puede ser complicado. No te digo que no. Pero poco se habla de cómo seducir a una persona que es tu pareja desde hace veinte años, con su mismo A, B, C de siempre, con el mismo ritual aburrido que no te hace sentir *na* de *na*. Un reto sin duda.

Hay muchas mujeres que tienen claro que necesitarían más ritual de seducción, más de *algo más* que no tienen. Y lo más grave es que muchas lo dicen y lo piden, pero no reciben nada a cambio, no se le da importancia.

Querido José Luis, si tu mujer te dice que necesita más juego, más decirle cosas bonitas, más cariño y arrumacos todos los días, es que lo necesita. No lo subestimes. El sexo no empieza en la cama.

Prestar atención a la seducción es muy muy necesario.

Aquí van algunas ideas que potencian el juego de seducción y que una pareja no debería descuidar (nota: de esto no tiene la culpa la menopausia):

- Decirle cosas agradables todos los días.
- Mostrarle afecto y admiración todos los días.
- Muestras de cariño como besos, abrazos y contacto físico todos los días.
- Escribirle notas bonitas.
- Decirse «te quiero».
- Escribirle cosas bonitas en mensajes de móvil.
- Preguntarle «cómo estás».
- Hacer sentir a la otra persona importante más allá del sexo.
- Hacer reír.
- Volver a decirle a la otra persona todo lo que te gusta de ella.

Sexo tántrico

No soy experta en sexo tántrico, de hecho, sé lo justo y básico. Y de entrada pido perdón si digo algo que no se ajusta a la realidad. He sido totalmente autodidacta en el tema del sexo tántrico, y también a través de lo que otras mujeres y pacientes me han ido contando sobre él.

Solo me gustaría aportarte aquí algunas ideas sobre el sexo tántrico y animarte, animaros, a buscar quizá una forma nueva de placer. No es que en realidad sea algo nuevo, pero sí una filosofía y un punto de partida que creo que puede servir como una luz al final del túnel.

Os recomiendo un libro que a mí me ha servido para comprender cómo puede ayudar el sexo tántrico en esta etapa que se llama *Sexo tántrico y menopausia*, de Diana Richardson y Janet McGeever.

Reconozco que hay una parte que tiene que ver con energías y polos y chacras que no domino en absoluto. De hecho, soy una persona bastante escéptica en este sentido, quizá porque nunca lo he estudiado en profundidad, aunque, a su vez, intento ser respetuosa con el tema.

Creo que el tantra tiene algunas premisas que pueden venir muy bien en esta época y que tal vez a ti y a tu pareja os seduzca la idea de indagar más en él. A mí me interesa la importancia que se da a la autopercepción del cuerpo y la relajación. El tantra anima a un sexo pausado, calmado, desde la relajación, sin objetivos rígidos ni tener que cumplir guiones o llegar al orgasmo. Me parece muy interesante el uso de la respiración para conducir al cuerpo a un estado de sosiego que *a priori* puede parecer que no casa con el sexo, pero con el que estoy totalmente de acuerdo. La premisa de la relajación y de alejar todo aquello que de alguna manera nos mantiene en guerra y estorba a la mente y al cuerpo para el placer me parece muy interesante.

Si esta idea os persuade, podéis buscar desde libros, cursos y encuentros hasta retiros sobre tantra. Tengo pacientes que se han hecho verdaderas expertas.

Otras formas de vincularse amorosa y sexualmente

Pensé mucho si añadir este apartado en el libro, porque realmente no soy experta en el tema. Esta no podía ser una sección donde hacer una disquisición sobre los tipos de parejas que existen porque no es el objeto de este libro indagar en cuestiones que necesitarían otro entero, como son la ética relacional, los modelos de vinculación afectiva y sexual, el concepto de fidelidad, o las monogamias y no monogamias.

En definitiva, relacionarnos tanto afectiva como sexualmente requiere compartir mucho de nosotras con otras personas, y esto debe hacerse a través de una especie de pacto, con unas reglas que ambas partes deciden y acuerdan respetar. Dentro de estos acuerdos, el que está mayoritariamente representado y, por tanto, vemos como normativo en nuestra sociedad es la relación monógama, basada en la fidelidad amorosa y en la exclusividad sexual, afectiva y romántica.

En mi experiencia hablando con mujeres llegada la menopausia que estaban inmersas en relaciones de muy larga duración, hay un tema que se ha repetido en varias ocasiones, y es por ello que te lo traigo aquí. Si para ellas ha sido una opción interesante, ¿por qué no lo va a ser para otras? ¿Por qué no lo va a ser para ti? En definitiva, pueden existir tantas maneras de vivir el sexo y el amor, que ¿quién soy yo para juzgar los acuerdos a los que llegan las demás personas?

Me refiero al gran mundo de las relaciones abiertas. Este es un tema complejo del que solo te voy a presentar la puntita. Únicamente pretendo enseñarte esta posibilidad por si no la conocías, mostrarte realidades de otras mujeres que han encontrado respuestas en otros modelos de relaciones y que, si te suena la flauta, seas libre de indagar en ellos.

Abrir una relación quiere decir dar un paso al lado en la relación monógama tradicional, sin otras vinculaciones ni afectivas ni sexuales. Se puede abrir la pareja en lo emocional y buscar otras relaciones sin sexo. Se puede abrir una pareja en lo sexual, en la que ambos miembros pueden tener sexo con otras personas, sin vincularse afectivamente. Se puede tener una pareja poliamorosa, es decir, tanto afectiva como sexual. Y también existe el intercambio de pareja en el contexto *swingers*.

A lo largo de estos años atendiendo a mujeres de todas las edades, me he dado cuenta de que recopilo bastantes casos de mujeres que llegan a una edad madura con una buena relación de pareja, incluso con una buena relación amorosa, pero para las que el sexo ha dejado de ser algo satisfactorio. Y tras intentos de salir de la rutina y la monotonía, es en el intercambio *swinger* donde han encontrado un nuevo aliciente. El juego o encuentro *swinger* tiene la peculiaridad de que la pareja explora junta este nuevo terreno del sexo con otras personas. En mi opinión solo es apto para parejas con una muy buena relación, con buenos niveles de comunicación y que sean capaces de pactar y respetar cada paso que se quiera dar.

Desde luego, si lo que quieres es salir de la rutina y la monotonía, darle un *punch* a la fantasía y al cosquilleo, pues nada, abro esta puerta para quien le interese traspasarla. Yo le prometí a una buena amiga que contaría esto aquí porque, según ella, esto la ayudó a tener un mejor sexo con su pareja, más diversión, romper tabúes y comprobar que ni su cuerpo ni la menopausia suponían ningún problema.

CASO

X. es una mujer de una edad que no recuerdo. No importa. Tiene años suficientes como para que la vida ya le vaya de vuelta, pero a la vez es joven y vital, con mucha vida por delante. Los años le aportan una seguridad, un saber estar y sabiduría que estoy segura de que solo el paso del tiempo puede ofrecer. Camina a paso firme, también con cierto miedo, hacia la menopausia. No es de extrañar, porque ha podido encontrar muy poca información sobre esta etapa. «Hasta hace bien poco ni en las librerías, ni en internet, se hablaba de las mujeres maduras». Aunque rectifica cuando se nombra a sí misma «mujer madura», y dice en voz alta que no le gusta ese término porque lo que maduran son los plátanos. «Y en casa los plátanos maduros no los quiere nadie». Ella se ve más bien «en su punto».

X. califica su vida sexual hasta ese momento como lo normal, del montón. No cree que le hayan ido mal las cosas, pero si echa la vista atrás, son muchas las etapas por las que ha pasado. En la adolescencia con aquellas hormonas aceleradas, efervescentes que vivía con cierto pudor. En aquella época nadie explicaba nada de sexo, ni siquiera de lo que nos pasaba en el cuerpo. Descubrió los orgasmos desde bien joven, pero no sabía ni lo que era aquello. Solo la intuición de que aquel goce no podía tener nada de malo.

Recuerda sus primeras y tímidas experiencias eróticas de las que solo podía hablar con sus amigas, las risas que se traían todas con cada cosa que descubrían y que, obviamente, compartía con las demás. «No se hablaba de empoderamiento, ni de sexualidad femenina, ni de nuestras necesidades. Si el feminismo y todo lo que sé ahora lo hubiera sabido entonces, habría hecho muchas cosas de modo diferente».

Cree que las mujeres siempre han tenido la suerte de contarse las cosas. Una charla entre amigas vale oro. Y es así como ha aprendido cosas sobre sexualidad. Incluso ahora, aunque sea a través de las pantallas y de internet, aprende de otras mujeres, que dan luz a otras tantas. Y quizá a las que vendrán después. Y esto es maravilloso.

En su juventud tuvo varias experiencias sexuales. Eran fogosas, pasionales, con vitalidad, pero ahora, si lo piensa bien, y echa la vista atrás, dice que no fueron tan satisfactorias. Era muy erótico y excitante sentir el deseo tan potente, la excitación rápida y el cuerpo como fuego, pero muchas veces el orgasmo no llegaba, y se conformaba con una experiencia, que no era mala, pero que ahora sabe que podría haber sido mejor. Esas experiencias eran vividas como desde fuera, no para ella, sino para otros. No eran experimentadas desde el yo absoluto, no desde una forma consciente.

Tras la maternidad, las cosas cambiaron. En esa época, dice, el deseo estaba más distraído, con el foco puesto en algo que requiere tanta energía. Esto que llaman «maternar». Qué esfuerzo tan titánico supone cuidar de los demás, como lo hace una madre, intentando no olvidarse de una misma. El sexo se ve afectado, claro que sí. Aunque ella nunca vivió esos cambios con malestar. Y tras esa etapa vino otra que dejó la crianza atrás.

Ahora afronta los cambios que la vida le depara con positivismo. «Me siento muy viva y con energía. Me dedico tiempo, me cuido y en el sexo entiendo que tengo que ser la protagonista, y una parte de mí ya ha dejado atrás tanta exigencia».

«En el sexo me siento mejor que nunca. Mis relaciones ya no son tan explosivas ni tan espontáneas como cuando una es más joven o se vive la locura de un enamoramiento. Pero son gozosas, pausadas, profundas, serenas y sin exigencias. Yo decido y guío mi placer como un faro en la tormenta.

> *No complazco sin que lo que hago también me complazca. Sé lo que necesito, lo que me funciona y soy capaz de pedirlo y llevarlo a cabo. Esto jamás me hubiera pasado hace veinte años. No sabía lo que sé del sexo, ni siquiera sobre mí misma. Han hecho falta muchos años para conseguirlo».* Qué suerte poder ver este crecimiento y esta evolución en perspectiva.
>
> Llegados a este punto, se pregunta: *«¿Este tipo de sexo es el que dicen que es peor? ¿Qué vara de medir es la que juzga y determina que el sexo en esta edad debe ser peor? El sexo durante la juventud es estupendo, porque es fuerte, vigoroso y explosivo, pero en la madurez resulta mejor, porque ante todo es en el que me siento más YO que nunca».*

¿X. podrías ser tú?

Este libro llega a su fin. Espero que este recorrido por el sexo durante esta etapa te haya resultado interesante, provechoso y convincente. Espero haber aportado luz y algunas ideas para hacer de esta etapa placentera, haber podido transmitir que, a pesar de los cambios, el sexo no se acaba con la menopausia, y, por ende, el placer tampoco.

Es necesario luchar contra el pesimismo que recae en las mujeres a partir de la menopausia y que juntas vayamos conformando otro escenario y otro futuro para nosotras. Espero que este libro llegue a muchas mujeres que desean vivir plenamente el placer y que las ayude a ello. También deseo que llegue a hombres que quieran acompañar estos cambios y ser unos buenos compañeros en este viaje.

Tenemos una gran asignatura pendiente, que es la educación sexual desde edades tempranas que nos permita afrontar la vida sexual y los cambios que se irán presentando en ella. La menopausia solo supone un reto más añadido en este sentido. Desde luego, la menopausia no puede ser la única culpable, pues ya hemos visto que otros muchos aspectos se articulan para el placer sexual.

Al igual que trabajar en un buen estilo de vida desde la infancia y la juventud, para intervenir en la prevención de enfermedades a través de una buena alimentación, realización de ejercicio físico, atención a la salud mental, etcétera, hará que vivamos más y mejor, llegada la menopausia la falta de buenos hábitos sexuales supondrán un empeoramiento del sexo, el placer y la calidad de vida.

Una visión holística del sexo en la menopausia es necesaria. La sexología debe venir a complementar y ayudar a la medicina en su abordaje.

Y por supuesto, no entiendo otra forma de entender el placer y la sexualidad que desde la convicción férrea del feminismo y su perspectiva, que nos debe hacer mirar hacia nosotras y nuestro placer en primera persona. La menopausia puede suponer una oportunidad única para vivir el placer como siempre lo soñamos.

BIBLIOGRAFÍA

Baquedano, L., *et al.*, *Síndrome genitourinario de la menopausia*, MenoGuía AEE, Barcelona, 2020. Disponible en: <https://aeem.es/wp-content/uploads/2022/08/menoguiasgm_web-1.pdf>.

Béjar, Sylvia de, *Tu cambio es tuyo*, Planeta, Barcelona, 2024.

Cabello Santamaría, Francisco, *Manual de sexología y terapia sexual*, Síntesis, Madrid, 2010.

Cleghorn, Elinor, *Enfermas. Una historia sobre las mujeres, la medicina y sus mitos en un mundo de hombres,* (traducción de Ana Pedrero), Paidós, Barcelona, 2022.

Fora Eroles, Facund, *Fármacos y función sexual*, Síntesis, Madrid, 2018.

Freixas, Anna, *Nuestra menopausia. Una versión no oficial*, Capitán Swing, Madrid, 2024.

Kingsberg, Sheryl, *et al.*, «Vulgar and vaginal atrophy in postmenopausal women: findings from the REVIVE», *The Journal of Sexual Medicine*, vol. 10, n.º 7 (2013), pp. 1790-1799.

La Calle Marcos, Pedro, *Manual de asesoramiento sexológico en ginecología*, Síntesis, Madrid, 2019.

Masoumeh, Rostami-Moez, *et al.*, «Examining the health-related needs of females during menopause: A systematic review study», *Journal of Menopausal Medicine*, vol. 29, n.º 1, pp. 1-20.

McDonald, Isabella R., *et al.*, «Health-related quality of life in women with primary ovarian insufficiency: A scoping review of the literature and implications for targeted interventions», *Human Reproduction*, vol. 37, n.º 12 (2022), pp. 2817-2830.

Mejia-Gomez, Javier, *et al.*, «Sexual dysfunction in female patients with anal cancel treated with curative intent: A systematic review of the literature», *Radiotherapy and Oncology*, vol. 178, n.º 109.437 (2023).

Molero, F., *et al.*, *Vida y sexo más allá de los 50*, Barcelona, MenoGuía AEEM, 2014. Disponible en: <https://aeem.es/wp-content/uploads/2022/08/menoguiavidaysexo.pdf>.

Moral, E., *et al.*, «Genitourinary syndrome of menopause. Prevalence and quality of life in Spanish postmenopausal women. The GENISSE study», *Climacteric*, vol. 21, n.º 2 (2018), pp. 167-173.

Nappi RE, *et al.*, «Vulvar and vaginal atrophy in four European countries: Evidence from the European», REVIVE Survey. *Climateric*, 2016, 19:188-197.

Palacios S., *et al.*, «Síndrome genitourinario de la menopausia: recomendaciones de la Sociedad Española de Ginecología y Obstetricia», *Progresos de Obstetricia y Ginecología*, vol. 62, n.º 2 (2019), pp. 141-148.

Palacios, S., *et al.*, «The European Vulvovaginal Epidemiological Survey (EVES): prevalence, symptoms and impact of vulvovaginal atrophy of menopause», *Climacteric*, vol. 21, n.º 3 (2018), pp. 286-291.

Partha, Basu, *et al.*, «Managing menopause after cancer», *The Lancet*, vol. 403, n.º 10.430, pp. 984-996, 2024.

Posicionamiento AEEM sobre las hormonas bioidénticas, disponible en: <https://aeem.es/wp-content/uploads/2023/10/Posicionamiento-Bioidenticas_2023.pdf>.

Richardson, Diana y Janet McGeever, *Sexo tántrico y menopausia*, Neo person, Madrid, 2018.

Sey, Esmat Hosseini, *et al.*, «Prevalence of sexual dysfunction in women with cancer: A systematic review and meta-analysis», *International Journal of Reproductive BioMedicine*, vol. 20, n.º 1 (2022).

Stubbs, Anita y Cassandra Szoeke, «The effect of intimate partner violence on the physical health and health-related behaviors of women: A systematic review of the literature», *Trauma Violence Abuse*, vol. 23, n.º 4 (2022), pp. 1157-1172.

Van Zwol-Janssens, Charissa, *et al.*, «Sexual function in women with premature ovarian insufficiency (POI): Systematic review and meta-analysis», *Maturitas*, vol. 184, n.º 107.994 (2024).

Laura Cámara

Desearte

Claves para el deseo
sexual femenino

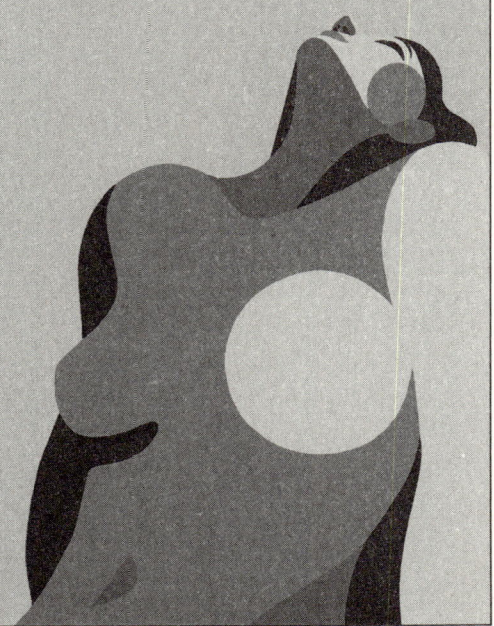

VERGARA